Jean Pütz · Sabine Fricke
Horst Minge · Götz Meißner

Gesunder Rücken

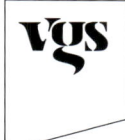

Bibliografische Information Der Deutschen Bibliothek
Die Deutsche Bibliothek verzeichnet diese Publikation in der Deutschen Nationalbibliografie;
detaillierte bibliografische Daten sind im Internet über http://dnb.ddb.de abrufbar.

Die Vorschläge und Rezepte in diesem Buch sind von Autoren und Verlag nach bestem Wissen
und Gewissen sorgfältig erwogen und geprüft. Autoren und Verlag übernehmen keine Haftung für
etwaige Personen-, Sach- und Vermögensschäden, die sich aus dem Gebrauch oder Missbrauch
der in diesem Buch dargestellten Informationen und Rezepte ergeben.

Bildquellen:
S. 7, 8, 11, 13, 20, 21, 25, 34, 53, 71: Mauritius – Die Bildagentur; S. 35: nonstock/Bilderberg;
S. 5: © Bayerischer Rundfunk, Ralf Wilschevski; S. 12 (beide): AKG Berlin;
S. 18 (oben): Larissa Myriel Fricke; S. 42: Corbis; S. 46: Dr. Bastian Niemann, Göttingen;
S. 50: Hukla-Werke, Leutkirchstraße 63, 77723 Gengenbach; S. 61: © C.B.P./CORBIS;
S. 64: © Rick Gomez/CORBIS; S. 58: Grüne Erde GmbH, Simbach/Inn; S. 68: AKG Berlin,
S. 69: Hydas, Frankfurt a.M.; S. 72 (links): Dr. M. Klein/Peter Arnold, Inc/OKAPIA.,
S. 76: VK Mühlen AG; S.87: Gerhard Höfer, Pflanzenarchiv Lavendelfoto, Hamburg.

Alle übrigen Fotos: Cornelis Gollhardt, Köln/Stephan Wieland, Düsseldorf.
Grafiken: S. 9, 10, 15, 16, 17, 18, 19, 30ff., 35, 36, 47, 67, 72, 73: Designbureau Jochen Kremer/
Gabi Mahler, Köln; S. 26, 52: Gläser; S. 45: © WDR, Irina Rasimus; S. 51: Detensor, Röthenbach;
S. 55, Bunte-Bilder, Dirk Fried Karnath, Düsseldorf.

1. Auflage 2003
Copyright by Egmont vgs verlagsgesellschaft Köln, 2003

Umschlagfoto: Mauritius – Die Bildagentur
Umschlaggestaltung: Alexander Ziegler, Köln
Redaktion: Michael Büsgen
Lektorat: Jutta Beiner-Lehner
Produktion: Wolfgang Arntz
Satz: Achim Münster, Overath
Druck: Westermann Druck, Zwickau
Printed in Germany
ISBN 3-8025-6229-1

Besuchen Sie unsere Homepage im WWW:
http://www.vgs.de

Inhalt

Liebe Leserinnen und Leser,

das ist nun schon das vierte hobbythek-Buch, das sich ganz direkt auf medizinisches Terrain begibt. Nach den großen Erfolgen von „*Darm & Po*", „*Mund, Nase & Ohren*" sowie „*Liebeslust & Liebesleid*", wenden wir uns nun dem Körperteil zu, von dem praktisch jeder von uns schon einmal geplagt wurde. Ob nun Nackenschmerzen, Ischias, Hexenschuss oder akuter Bandscheibenvorfall – Rückenbeschwerden sind längst zur Volkskrankheit Nummer Eins geworden.

Initialzündung für dieses Buch war der Besuch einer Fernsehshow, in der ich Schlangenmenschen sah, so genannte Kontorsionisten, die sich in einen winzigen Plexiglaswürfel zwängten. Als Naturwissenschaftler und Wissenschaftsjournalist hat mich das neugierig gemacht, und ich erzählte einem befreundeten Orthopäden davon. Ich erfuhr nicht nur, dass derartige Überstreckungen schädlich sind, sondern dass Rückenprobleme die häufigste Ursache von Krankmeldungen sind. Und sogar bereits jedes dritte Kind leidet in Deutschland unter einem Haltungsschaden. Ihnen ist deshalb ein gesondertes Kapitel gewidmet.

Ich selbst wurde gottlob bis heute von gravierenden Schmerzen aller Art verschont, einem Umstand, den ich nicht zuletzt der vor fast 30 Jahre entwickelten Lebensphilosophie der hobbythek verdanke. Oft wurde ich gefragt, ob ich denn, aufgrund meiner Größe von immerhin

1,83 m, von Rückenschmerzen heimgesucht würde. Stets verneinte ich, und mir wurde umso mehr klar, dass ich offenbar, sowohl bewusst als auch unbewusst, „rückenfreundlich" durchs Leben gegangen bin. Das fing schon in meiner Kindheit an. Noch deutlich habe ich die Kommandos meiner geliebten Eltern im Ohr: „Sitz gerade, Brust raus!" Nun, damals habe ich diese gut gemeinten Mahnungen nur gelegentlich befolgt – und genau das ist nach heutiger Sicht das Richtige! Man weiß nämlich

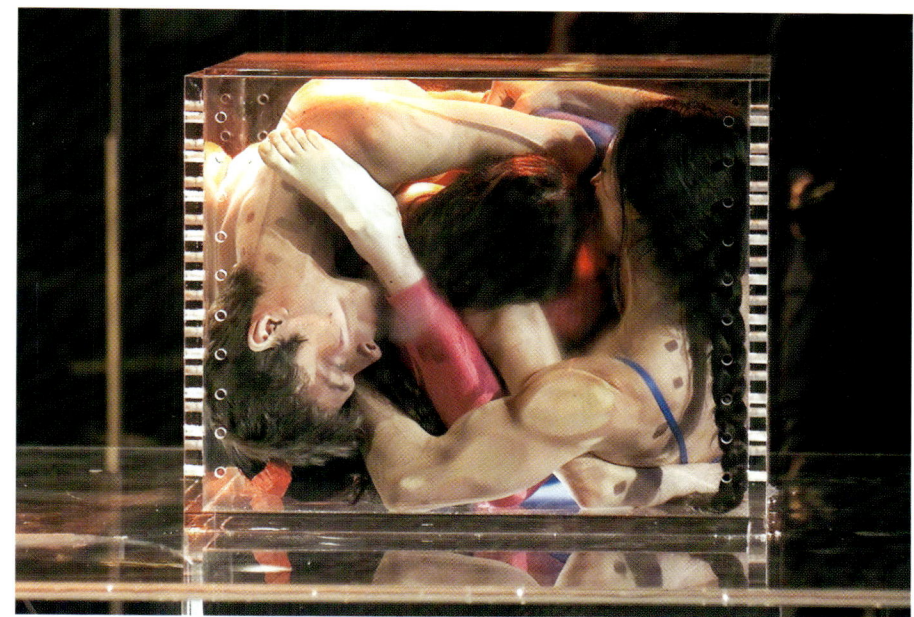

mittlerweile, dass gerade der ständige Wechsel zwischen strenger Haltung und einem „Sich-gehen-Lassen" optimal ist für den Rücken wie auch für den gesamten Bewegungsapparat. So ist auch „Dynamik" das neue Schlüsselwort sowohl in der Vorbeugung als auch in der Therapie von Rückenbeschwerden. Mittelalterliche Theorien, wonach Rückenschmerzen mit Zauber und Magie in Verbindung gebracht wurden – man denke beispielsweise an den „Hexenschuss" – sind also längst überholt. Dieses Buch will aber auch mit Heilmethoden aufräumen, die gar nicht mal so alt sind, wie beispielsweise tagelanges unbewegliches Liegen im Bett. Entmystifiziert werden soll auch der stets so bedrohlich klingende Bandscheibenvorfall. Vielmehr soll gezeigt werden, wie durch gezielte Maßnahmen, die schon bei der Ernährung anfangen, der Rücken schmerzfrei bleibt bzw. zu einer schmerzfreien Beweglichkeit zurückfindet. Hervorgehoben wird aber auch eine ganz einfache Therapieform, die immer mehr zum Luxus zu werden scheint und doch so elementar wichtig für uns ist: die Entspannung. In gewohnter Weise will dieses Buch verständlich machen, wie das hochkomplexe Wunderwerk „Wirbelsäule" funktioniert. Des weiteren soll es Sie ermutigen, aktiv und selbstbewusst an die Bewältigung Ihrer Beschwerden heranzutreten und ein „mündiger" Patient zu sein. Ich bin zuversichtlich, dass dies mit unseren

Rezepten und nicht immer ganz konventionellen Ideen gelingt. Darin bestärken uns viele Mediziner und Wissenschaftler, die mich aktiv bei den Recherchen unterstützt haben.

Ich danke an dieser Stelle meinen Co-Autoren. Da ist zunächst einmal meine engste und langjährige Kollegin Sabine Fricke zu nennen. Sie hat nicht nur am Buch mitgeschrieben sondern hat sein Gedeihen vor allem auch fachkundig und umsichtig betreut. Dann ist da der Physiker Horst Minge, der schon seit langem die hobbythek vor allem mit beeindruckenden prak-

„Der Mensch ist so alt wie sein Rücken"

tischen Ideen bereichert und damit sogar regelmäßig Experten verblüfft. Des weiteren der engagierte Arzt Götz Meißner, dessen umfassende Kenntnisse verschiedenster Therapieformen eine wichtige Grundlage schafften, Ihnen auch dieses Thema hobbythek-spezifisch, persönlich und ausgewogen nahe zu bringen. Ferner sei auch Marco Krainer zu nennen, der einige schmackhafte und knochengesunde Rezepte rund um Amaranth und Sesam beigesteuert hat.

Mein Respekt und ganz besonderer Dank gilt aber Herrn Prof. Dr. Ingo Froböse, der sich als bekennender hobbythek-Fan die Zeit genommen hat, dieses Buch sorgfältig zu überprüfen. Er und sein Team von der Deutschen Sporthochschule Köln haben wesentlich zum Gelingen dieses Projekts beigetragen. Im gleichen Sinne danke ich den Ärzten und Therapeuten der Reha-Krefeld, die uns mit ihrer langjährigen und praktischen Erfahrung in der Rehabilitation von Rückenerkrankungen mit Rat und Tat zur Seite gestanden haben.
Und Sie wissen ja: Sollten unsere Vorschläge wider Erwarten keine Wirkung oder Linderung zeigen, vertrauen Sie sich bitte rechtzeitig Ihrem Orthopäden an. Nur er ist schließlich in der Lage, das eigentliche Problem erkennen zu können und richtig einzuschätzen. Glücklicherweise haben sich aber auch in der konventionellen Rückenmedizin längst alternative Praktiken etabliert. Wie ich auf vielen Kongressen erfahren durfte, ergänzen sich beide überaus sinnvoll. Das war ja schon immer ein grundlegendes Anliegen der hobbythek.

Und bitte, nehmen Sie Rücksicht auf Ihren Rücken!

Ihr Jean Pütz

Stets hintenan: der Rücken

Solange unser Rücken keine Beschwerden verursacht, spüren wir nicht, dass es ihn überhaupt gibt. Aber wehe, wenn er plötzlich beginnt, auf sich aufmerksam zu machen. Rückenschmerzen, das Volksleiden Nummer eins, können einem das Leben so richtig vermiesen. Wer aber seine Stellung im Körper versteht, kann dafür Sorge tragen, dass der Rücken weniger Kummer bereitet.

Anatomisch unterscheidet uns Menschen vor allem der aufrechte Gang von den übrigen Säugern. Es ist die Wirbelsäule, die uns aufrecht hält. Unser Kopf ruht auf ihr, genau genommen auf dem ersten Halswirbel. Medizinisch wird er auch Atlas genannt. Wie ein Stoßdämpfer fängt unser Rücken die beim Gehen entstehenden Erschütterungen ab. Dies geschieht durch die Bandscheiben und die flexible Doppel-S-Form der Wirbelsäule.

Das Rückenmark, als zentrale Verbindung der Nerven, zieht sich vom Gehirn zum Rest des Körpers, gut geschützt durchs Innere der Wirbelsäule.

Der erste Halswirbel, auf dem unser Kopf ruht, wird medizinisch auch Atlas genannt, nach dem mythologischen Riesen, der das Himmelsgewölbe trägt.

DER RÜCKEN ALS EIN POTPOURRI AUS VIELEN TEILEN

Der Rücken wird normalerweise von uns als ein Ganzes wahrgenommen. So heißt es „Ich habe Rückenschmerzen". Ca. 80 – 90 % aller Menschen leiden mindestens einmal in ihrem Leben darunter. Meist ist es das Kreuz, das zwickt und zwackt. Wenn wir genauer hinsehen, erkennen wir leicht: der Rücken besteht aus zahlreichen Segmenten. Arme oder Beine haben nicht annähernd so viele Gelenke oder Muskeln wie unser Rücken. Alles in allem ergeben sich rund 100 Gelenke und mehr als 300 Einzelmuskeln. Und doch lässt sich kein Stück des Rückens völlig isoliert vom Rest bewegen. Schmerzt der Rücken, fällt es oft schwer, die genaue Ursache auf den Punkt zu lokalisieren. Die Schmerzen können sogar an ganz anderer Stelle ausstrahlen, z. B. in den Po, ins Bein oder den Fuß. Probieren Sie einmal durch gleichzeitiges Aufsetzen der Spitzen eines Zirkels am Rücken, an den Fingern oder an der Stirn, wie nahe zwei Punkte aneinander liegen, die sie noch auseinander halten können. Während wir an den Fingerspitzen Punkte, die drei Millimeter auseinander liegen noch unterscheiden können, sind es am Rücken immerhin ca. 60 Millimeter.

Solange nichts schmerzt, vergessen wir seine zentrale Bedeutung für unser körperliches Wohlbefinden immer wieder. Sich ihm aber vorbeugend zu widmen, kann langfristig helfen, qualvolle Schmerzen zu verhindern.

◼ Das Rückgrat: eine tragende Säule

Schaut man von hinten auf unseren Rücken, sieht man leicht die senkrecht verlaufenden Wirbeldornen. Sie stellen jedoch nur einen kleinen Teil der einzelnen Wirbel dar. Bei einem schlanken Menschen reichen sie bis zu einem Drittel in die Tiefe des Körpers. Die Wirbelsäule entspricht also wirklich einer Säule, die uns in unserer Mitte trägt. Von der Seite aus gesehen, hat die Wirbelsäule eine Doppel-S-Form: Am Hals ist sie nach vorne gebogen (medizinisch = Lordose), im Brustbereich nach hinten (medizinisch = Kyphose), im Lendenbereich wieder nach vorne und das Kreuzbein biegt sich schließlich wieder nach hinten. Diese Form entsteht interessanterweise erst nachdem wir uns aufrichten. Beim Neugeborenen ist die Wirbelsäule gerade. Sie gliedert sich in sieben Hals-, zwölf Brust- und fünf Lendenwirbel sowie das Kreuzbein. Es liegt zwischen den beiden großen Beckenschaufeln und ist mit diesen über das Kreuzdarmbeingelenk (Ileosakralgelenk = ISG) verbunden. Zu guter Letzt folgt das Steißbein. Für die Beugung des Körpers ist vor allem die Lendenwirbelsäule verantwortlich. Die Brustwirbelsäule trägt hierzu am wenigsten bei. Der Hals kann natürlich auch weitgehend unabhängig vom übrigen Rücken nach vorne und hinten bewegt oder gedreht werden. Drehbewegungen und seitliches Beugen führt v. a. die Brustwirbelsäule aus. Hierbei ist wiederum die

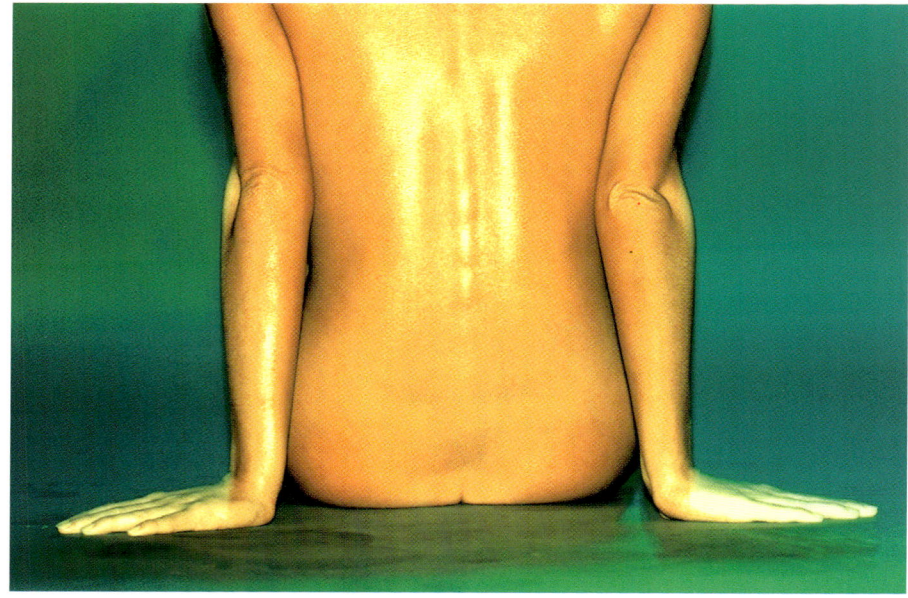

Die senkrecht verlaufenden Wirbeldornen sind wie die Spitzen eines Eisbergs: Die eigentlichen Wirbel reichen bei einem schlanken Menschen bis zu einem Drittel in die Tiefe des Körpers.

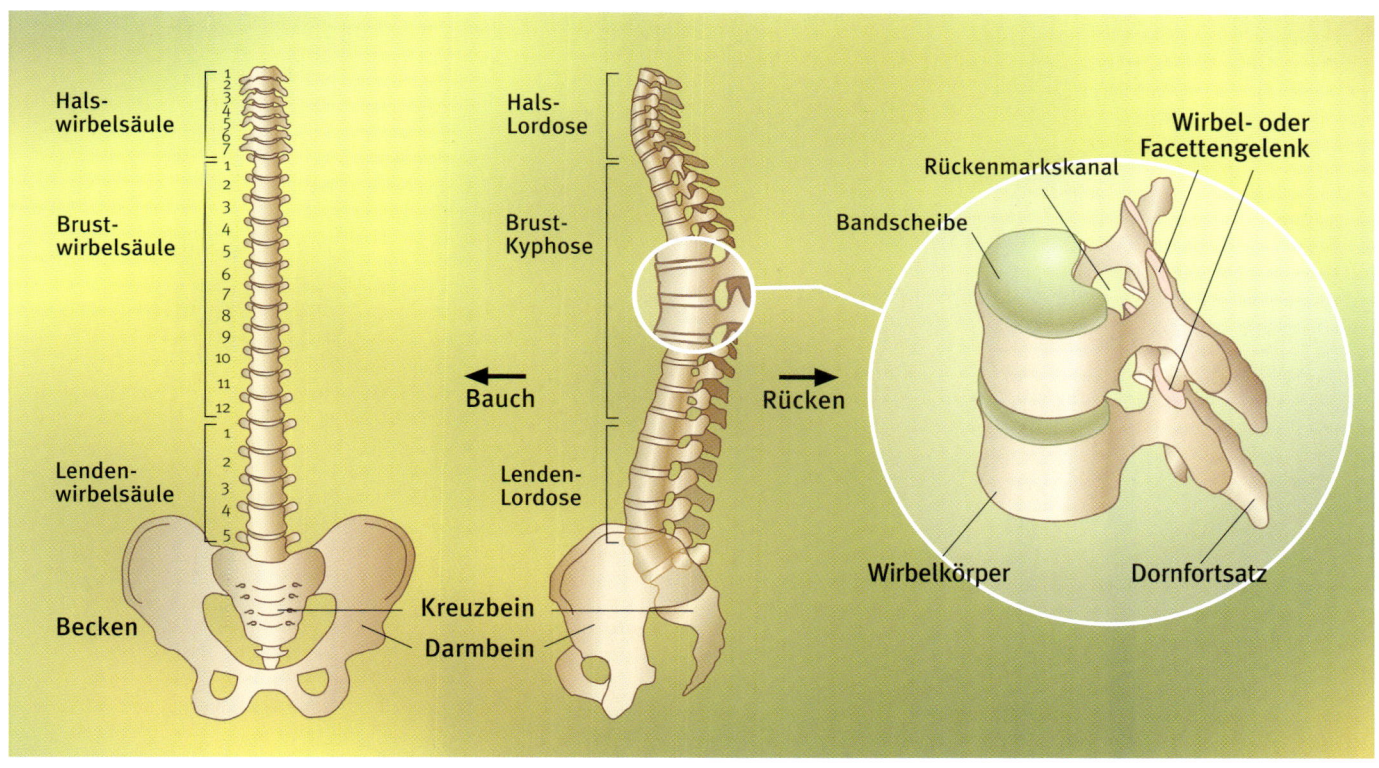

Die Wirbelsäule hält uns aufrecht. Dafür sorgen rund 100 Gelenke und mehr als 300 Muskeln.

Bewegungsfreiheit der Lendenwirbelsäule bis auf wenige Grad eingeschränkt.
Der einzelne Wirbel besteht, vom Rücken zum Bauch hin, aus dem o. g. Wirbeldorn oder Dornfortsatz. Dann folgt der Wirbelbogen, ein Ring, in dessen Mitte, gut geschützt, das Rückenmark verläuft. Von diesem gehen nach oben und unten beidseitig die kleinen Wirbelgelenke ab. Sie verbinden die Wirbel untereinander. Weiter zum Bauch hin liegt dann der Wirbelkörper, der in seiner Form an eine flache Tonne erinnert. Nur bei den obersten Wirbeln sieht er etwas anders aus. Er trägt als

dickster und stabilster Teil des Wirbels die Last unseres Gewichts. Die Stabilität der Wirbel nimmt von oben nach unten gesehen zu. In der Gestalt unterscheiden sie sich teilweise. An verschiedene Fortsätze der Wirbel setzen die Muskeln an. Bei den Brustwirbeln befestigen seitliche Gelenke auf bewegliche Weise die Rippen.
Im Bereich des Kreuz- und auch des Steißbeins sind die Wirbel normalerweise miteinander „verbacken" und starr. Muskeln und Bänder, welche kreuz und quer verlaufen, geben der Wirbelsäule den nötigen Halt.

Entgegen einer landläufigen Vorstellung sind Knochen, und damit auch die Wirbel, kein unveränderlicher Baustein unseres Körpers. Sie befinden sich wie alle lebendigen Organe in ständigem Auf-, Ab- und Umbau. Erst der Aufbau eines ganz feinen Gerüsts im Innern ermöglicht, dass die Knochen der Vielzahl der Belastungen standhalten, ohne zu brechen. Im Schnitt erneuert sich ein Wirbel im Lauf von ca. drei Jahren einmal vollständig. Nur deshalb können Knochenbrüche heilen und können Osteoporosetherapie und -vorsorge überhaupt greifen.

■ Wie ein Miniwasserbett: die Bandscheiben

Zwischen den Wirbelkörpern sitzen die Bandscheiben. Sie bestehen aus einem äußeren straffen Faserring, dem *Anulus fibrosus,* und einem weichen, gallertartigen Kern, dem *Nucleus pulposus.* Genau dieser sorgt dafür, dass die Bandscheiben als ein Puffer wirken. Sie federn Stöße ab, wie sie z. B. beim Springen und Laufen entstehen. Weiter gleichen sie aber auch einseitige Belastungen aus, z.B. wenn wir uns nach vorne oder hinten beugen. Sobald der Mensch sich mit dem Laufenlernen aufrichtet, nimmt die Durchblutung des Faserringes ab und endet schließlich ungefähr im Alter von zwei Jahren vollständig. Bereits im Alter von zehn bis 16 Jahren beginnt die Elastizität der Bandscheiben nachzulassen. Das ist bereits mit kleineren Einrissen verbunden. Im Alter zwischen 18 und 28 sind diese Veränderungen dann bereits weiter fortgeschritten. Der Körper nutzt zwar seine Regenerations- und Reparatursysteme, im Alter schließlich entsprechen sie aber, bildlich gesprochen, einer Hose mit vielen Flicken: Sie hält, ist aber nicht mehr so flexibel wie früher. Der mit den Jahren entstehende Wasserverlust von etwa einem Fünftel lässt die Bandscheiben schrumpfen und den ganzen Menschen mit.

Das größte Handikap für die Bandscheiben ist die Versorgung mit Nährstoffen. Da sie nicht durch Gefäße versorgt werden, muss die Nahrung auf anderem Wege herangeschafft werden: Zusammen mit Flüssigkeit strömt sie über die umliegenden Gewebe passiv herein. Dies klappt aber nur, wenn nicht der ganze Druck unseres Körpergewichts auf ihnen lastet.

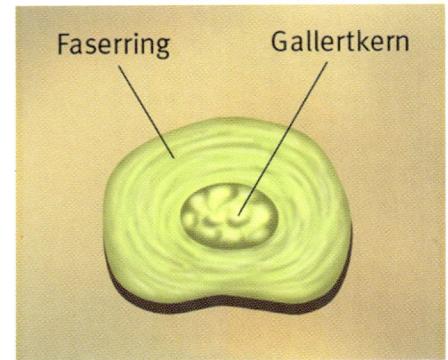

Die Bandscheibe: Vergleichen lässt sie sich bildlich mit einem mit Gelee gefüllten Miniwasserbett, das von einem Autoreifen ummantelt ist.

Die Bandscheibe funktioniert wie ein Schwamm: drückt man ihn aus, bei Belastung, also schon beim Sitzen oder Stehen, gibt er bereits aufgenommene Flüssigkeit ab. Lässt man ihn los, bei Entlastung, also im Liegen, nimmt er wieder neue Flüssigkeit auf. Dies erklärt, warum wir morgens stets etwas größer sind als abends. Dieser Wechsel von Be- und Entlastung ist für die Bandscheibe gesund und lebensnotwendig.

■ Garantiert stabil: die Muskeln

Die Rückenmuskulatur ist enorm stark. Hypnotiseure nutzen diesen Effekt gern, um Zuschauer zu beeindrucken. Sie legen einen hypnotisierten Menschen in die so

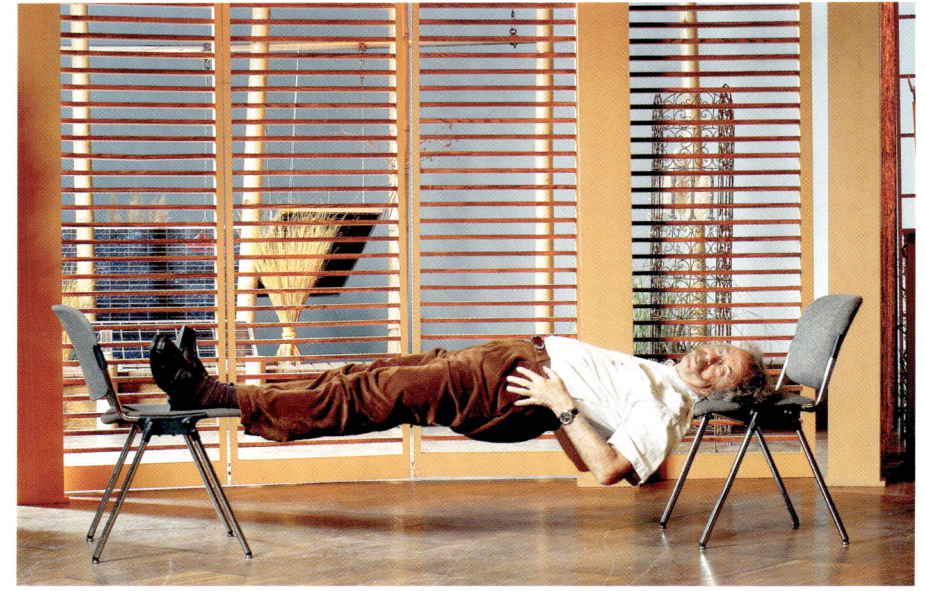

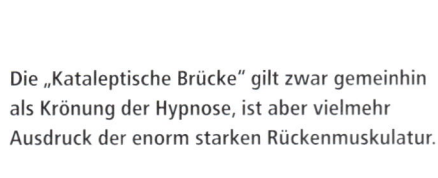

Die „Kataleptische Brücke" gilt zwar gemeinhin als Krönung der Hypnose, ist aber vielmehr Ausdruck der enorm starken Rückenmuskulatur.

genannte „Kataleptische Brücke". Nur der Nacken- und Fersenbereich wird gestützt, der Rest schwebt frei. Die Leute klagen am nächsten Tag dann häufig über fürchterlichen Muskelkater, da sie oft relativ lange so verharren. Kurzzeitig kann jeder – vorausgesetzt er hat keine Rückenprobleme – diese Übung zu Hause selber machen. Auch ohne Hypnose und Muskelkater! Diese stabile Muskulatur setzt sich aus vielen kurzen und langen, großen und kleinen Einzelmuskeln zusammen, über 300 am ganzen Rücken. Natürlich können wir nicht jeden einzelnen von ihnen bewusst steuern.

Die **großen, oberflächlichen Muskeln** liegen flächig und annähernd wie Dreiecke geformt auf dem Rücken. Wer kennt nicht seine Trapezmuskeln, die gerade bei einem verspannten Nacken und einer Massage spürbar werden. Es ist die Stelle, wo der Schmerz so herrlich nachlässt, nachdem der Masseur herzhaft hineingegriffen hat. Die oberflächlichen Muskeln ziehen von der Wirbelsäule zu Kopf, Schulter und Oberarm. Sie unterstützen Dreh- und Hebebewegungen dieser Körperteile, z. B. Koffer vom Schrank holen, sich am Badewannenrand auf die Ellenbogen stützen, Schulterblick beim Autofahren. Außerdem stabilisieren sie die Wirbelsäule bei solchen Bewegungen.

Die **langen Wirbelsäulenaufrichter** oder -strecker liegen als nächste Muskelgruppe darunter. Sie bestehen aus einer Menge einzelner Muskeln, welche über die ganze Länge des Rückens verteilt sind. Von variabler Größe, verbinden sie alle Teile der Wirbelsäule miteinander. Sie halten die

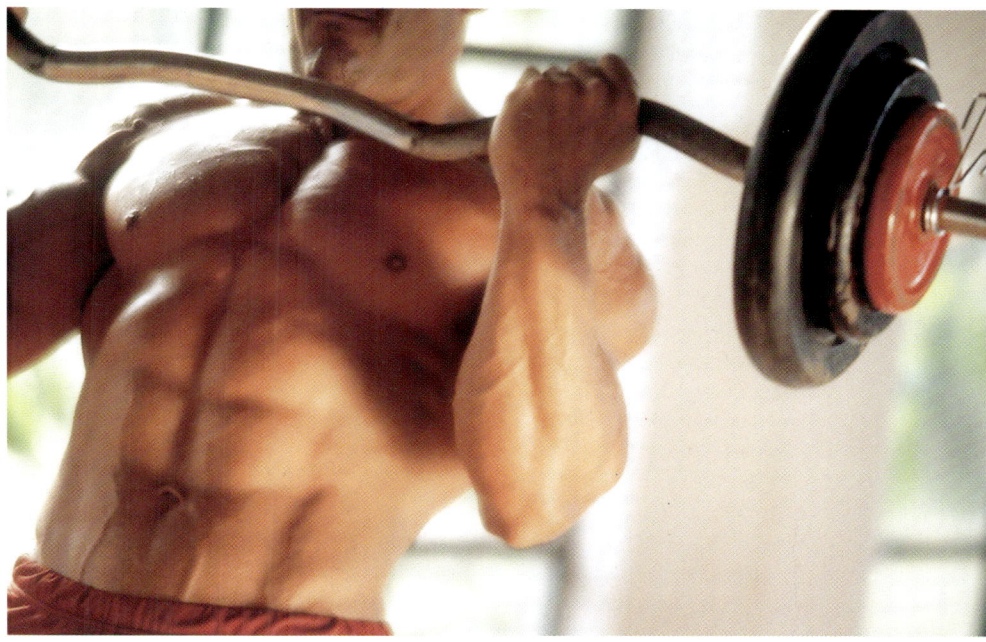

Für manche der schönste, aber lang nicht der wichtigste Bauchmuskel: *Muskulus rectus abdominis.*

Wirbelsäule gerade, aber verhelfen auch zur Beugung nach hinten und zur Seite. Vor allem stabilisieren sie die gesamte Wirbelsäule beim Tragen und Heben von schweren Lasten sowie beim Drücken und Schieben. Wer diese Muskeln selber einmal fühlen will, kann sich bäuchlings auf den Boden legen und, ohne Unterstützung der Arme, ganz leicht den Oberkörper anheben. Die Hand aufs Kreuz gelegt, sind genau diese Muskeln spürbar, als dicke Wülste, rechts und links der Wirbelsäule.

Als nächste Schicht darunter liegen die **kurzen Rückenmuskeln**. Sie helfen ebenfalls bei der Seitbeugung, aber auch bei der Rotation, also zum Beispiel beim

Nachhintengucken und Umdrehen. Als einzige enthalten sie Muskelfasern, welche zwei übereinander gelegene Wirbel direkt miteinander verbinden und so Halt geben.

Eine weitere, für den Rücken wichtige Muskelgruppe ist die der **Bauchmuskeln**. Zwar sind sie keine Rückenmuskeln im eigentlichen Sinne, beeinflussen aber vor allem den unteren Rücken in mehrerer Hinsicht. Sie wirken als Gegenspieler der Rückenmuskeln und ergänzen diese somit perfekt. Die Bauchmuskeln sind für das Vorbeugen, das Aufrichten des Beckens, das Herunterziehen des Brustkorbs, die Rotation (zusammen mit den Rückenmuskeln) und auch für die so genannte

Bauchpresse zuständig. Dadurch wirken sie dem Hohlkreuz entgegen. Erst derart unterstützt können die langen und kurzen Rückenstrecker ihre Funktion voll erfüllen, was ihrer Verkürzung und Schwächung entgegenwirkt. Auf diese Weise kann der Körper eine ausgeglichene Haltung einnehmen. Dieses sinnvolle, sich gegenseitig ergänzende Prinzip von Gegenspieler-Muskeln gilt für sämtliche Muskeln unseres Körpers. Bei Rückenübungen sollten daher unbedingt alle Partien ausgewogen trainiert werden, damit es nicht zu einseitigen Fehlhaltungen kommt.

Ein straffer Faserzug über die Flanken verbindet zudem die oberflächlichen Bauchmuskeln mit den kurzen Rückenmuskeln, so dass Training sie immer gemeinsam stärkt. Im Übungsteil erfahren Sie, wie Sie diese Partie effektiv trainieren (siehe Seite 29).

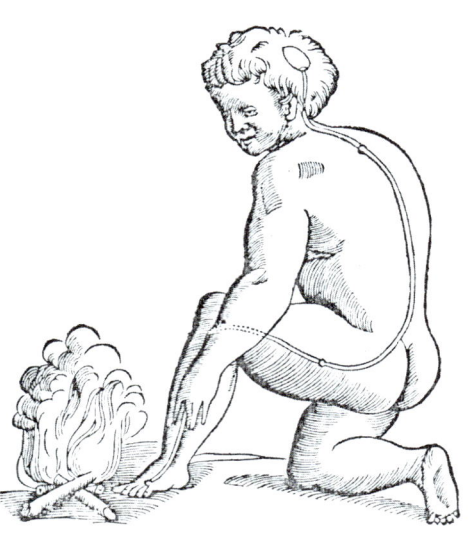

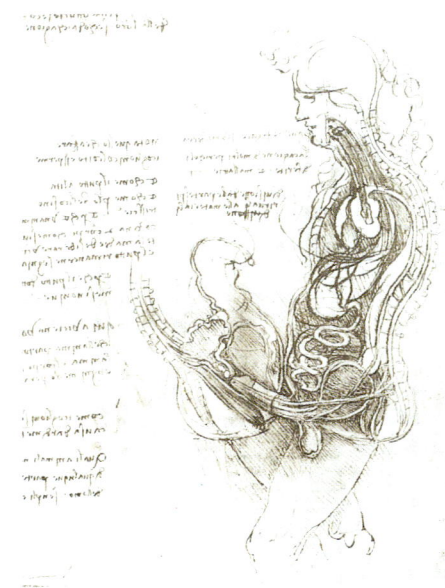

Paarig sind auch die **Bauchmuskeln** angeordnet. Die oberflächlichen Muskeln liegen in drei Schichten über unseren Bauchorganen. In der Mitte, allseits bekannt und viel bewundert, liegt der gerade Bauchbeuger: *Muskulus rectus abdominis*. Seitlich davon verläuft der äußere schräge, darunter und um 90 Grad verdreht, der innere schräge Bauchmuskel. Wiederum eine Schicht tiefer sitzt der querverlaufende Bauchmuskel.

Die **tiefen Bauchmuskeln** (*Muskulus psoas major* und *Muskulus quadratur lumborum*) bekommen wir nie zu sehen und nur selten zu spüren. Sie liegen tief

Die Natur gibt uns durch Schmerzen quasi einen Warnschuss vor den Bug.
(Modell der Schmerzbahnen nach Descartes)

Leonardo da Vinci (1452 – 1519) vertrat in der Renaissance die kuriose Auffassung, die Wirbelsäule des Mannes diene auch als Kanal für das Sperma, welches im Kopf entstünde.

unter allen Organen verborgen, auf der nach vorne gerichteten Seite der Wirbelsäule. Trotz ihrer Verborgenheit sind sie ständig für uns im Einsatz.

ALLES NERVENSACHE

Wenn es schmerzt, sind immer Nerven im Spiel. Nerven haben u. a. die Aufgabe, die Information „dort schmerzt es" ans Gehirn weiter zu geben, so dass wir darauf reagieren können. Oft geschieht das in Bruchteilen von Sekunden, reflexartig, z. B. zucken wir mit dem Bein zurück, wenn wir auf eine Scherbe treten. Ebenso reagiert die Rückenmuskulatur reflexartig auf Reizungen der Nerven. Sie verspannt sich und schafft dadurch zunächst Entlastung. Allerdings geht diese Verspannung selber auch mit Schmerzen einher.

Die vom Rückenmark ausgehenden Nerven, die so genannten Spinal-Nerven, treten rechts und links aus den seitlich gelegenen Wirbellöchern aus. An dieser Stelle bilden sie einen Zellhaufen, die Spinalwurzel. Diese enthält die Zellkörper für die sensorischen Teile der Nerven. Wie der Stecker in der Steckdose Hausstrom und Lampe verbindet, sind sie u. a. für die Leitung der Schmerzempfindung, von den Extremitäten in Richtung Gehirn, zuständig. In der Austrittslücke existiert nur wenig Bewegungsfreiheit. Rund einen Zentimeter kann die Spinalwurzel hin- und hergleiten.

Die Zugspannung der Fasern darf nicht zu hoch werden, da der „Stecker" sonst rausreißen könnte. An genau diesem Ort liegen Bandscheibenvorfälle leider am häufigsten: Die Nervenwurzeln werden eingeklemmt.

Neben denen für das Spüren von Schmerzen enthält jeder Nerv noch andere Fasern, beispielsweise für Tastempfindungen oder die Steuerung der Muskulatur. Fasern des so genannten autonomen Nervensystems steuern die automatische Regulierung unserer inneren Organe, der Drüsen und des Kreislaufsystems. Mediziner vermuten neuerdings, dass auch Störungen an diesen Körperteilen reflektorisch Verspannungen im Rücken auslösen können. Auch die wohltuende Wirkung der Fußreflexzonenmassage könnte sich so eines Tages medizinisch erklären lassen.

Jedem der Spinalnerven, der jeweils zwischen zwei Wirbeln das Rückenmark verlässt, lässt sich eine bestimmte Körperregion zuordnen. Dies macht man sich z.B. bei einer Rückenmarksbetäubung, vor bestimmten Operationen, etwa einem Kaiserschnitt, zunutze. Dem Arzt hilft es weiter bei der Diagnose. Drückt jetzt etwas weit entfernt von z.B. unserem kleinen Zeh auf den Nerv, der für diesen verantwortlich ist, können wir dennoch Schmerzen im kleinen Zeh empfinden, obwohl dieser gar kein Problem hat.

Das ist übrigens auch die Erklärung für die so genannten Phantomschmerzen, also Schmerzen an bereits amputierten Körperteilen.

WENN DIE NERVEN BLANK LIEGEN

Typischerweise verlaufen die Nerven auf ihrem Weg zu Fingern und Zehen meist an den Beugeseiten der Gelenke entlang. Dies schützt sie vor Überdehnung und Reizungen. Ausnahmen bilden der Ischias-Nerv, welcher am Gesäß verläuft, und der Ulnaris-Nerv, welcher den „Musikantenknochen" zum Klingen bringt. Das macht den Ischias-Nerv anfälliger für Schmerzattacken. Bei falschen Bewegungen und Haltungen kann er leicht gepiesackt werden und uns keine Ruhe lassen.

Das Empfinden von Schmerzen ist so persönlich wie ein Fingerabdruck und variiert selbst bei einer Person von Tag zu Tag. Hier spielt die Psyche und eine Selbstregulie-

Wirbel machen den Körper beweglich, Würgeschlangen besitzen von allen Lebewesen die meisten – bis zu 400.

rung des Nervensystems eine Schlüsselrolle. Wer kennt nicht Tage, an denen „die Nerven blank liegen" und wir besonders reizbar sind.

Das Rückenmark selbst kann man sich ähnlich wie einen Kabelbaum vorstellen, in dem ganz viele (Nerven-) Leitungen, sehr eng gebündelt, liegen. Sie kommen teils vom Gehirn, um z.B. Befehle an die Muskeln weiterzuleiten, teils ziehen sie auch zum Gehirn, um diesem Geschehnisse im Körper, wie z.B. Schmerzereignisse, Tast-, Lage- und Vibrationsempfinden mitzuteilen. Das Rückenmark ist von mehreren Häuten umschlossen, zwischen denen die Rückenmarksflüssigkeit (*Liquor cerebrospinalis*) fließt. So kann es gleiten und ist gegen Stöße abgefedert.

Auch an dieser Stelle wird reguliert, was, wann und wie viel weitergegeben oder einfach ohne Reaktion toleriert wird. Es gibt eine Art Torwächter, die nicht einfach alles und jeden durchlassen. Aber auch die strengsten Aufpasser werden manchmal mürbe, etwa durch Überlastung. Dann können plötzlich auch unliebsame Gäste, wie Schmerzen, viel leichter als gewöhnlich passieren. Diese und die mit ihnen verbundenen Unannehmlichkeiten prägen sich, meist unbewusst, besonders ein. Ihre Wiederkehr wird verständlicherweise gefürchtet – ein so genanntes Schmerzgedächtnis entsteht. Der Schmerz verliert dann seine ursprüngliche Warnfunktion, macht sich unabhängig vom Auftreten körperlicher Schäden und beginnt ein Eigenleben. Wen wundert's – auch dabei spielt die Psyche eine ganz entscheidende Rolle.

Von schießenden Hexen, vorfallenden Bandscheiben und anderen Ereignissen, die uns kalt erwischen

Rückenschmerzen sind nach Husten die zweithäufigste ambulante Diagnose. Vor allem einseitige Belastungen erhöhen das Risiko, dass der Rücken streikt. Körperliche Schwerstarbeit, die die Muskulatur ja auch trainiert, wird heute nur noch selten geleistet. Die meisten von uns sind Schreibtischtäter – der Rücken nimmt's auf Dauer übel. Rückenschmerzen sind also ein echtes Wohlstandsphänomen. Und dennoch kann bei 80 % aller Beschwerden kein körperlicher Schaden gefunden werden, welcher die Art oder die Dauer der Schmerzen hinreichend erklärt.

Zahlen die schmerzen

Ca. 80 – 90 % der Bevölkerung erlebt mindestens einmal im Leben Schmerzen im Rücken, wahrscheinlich 30 % sind chronisch davon betroffen. Rückenschmerzen verursachen 30 – 40 % der Arbeitsunfähigkeitstage, insgesamt über 150 Millionen Tage pro Jahr. Arbeitnehmer mit vorwiegend sitzender und einseitiger Tätigkeit sind am längsten krank geschrieben. Durch Produktionsausfall entstehen dabei Kosten von über zehn Milliarden Euro jährlich. Die meisten Attacken bessern sich schnell, jedoch kehren Restsymptome und Beschwerden häufig wieder. Ca. ein Drittel aller stationären Rehabilitationsmaßnahmen entfallen auf Patienten mit Rückenbeschwerden. Fast 50 % der vorzeitigen Rentenanträge gehen auf Rückenschmerzen zurück.

Am Hals- oder Lendenbereich treten die Schmerzen am häufigsten auf. Möglicherweise liegt das an der großen Beweglichkeit dieser Bereiche. Dadurch wirken besondere Kräfte, was den Verschleiß begünstigt.

■ Akut auftretende Schmerzen

Sie haben in der Regel keine schwerwiegenden Ursachen. Bettruhe von nicht länger als ein paar Tagen können bei starken Beschwerden Wunder wirken. Um einem Rückfall vorzubeugen, die Wahrscheinlichkeit liegt mit 60 – 80 % sehr hoch, sollte ein systematisches, regelmäßiges Aufbau- und Entspannungstraining für den Rücken folgen.

Im praktischen Teil findet sich eine Fülle an Übungen (siehe Seite 23ff.).

■ Wenn plötzlich nichts mehr geht

Wer hat es nicht schon einmal erlebt: eine falsche Bewegung und nichts geht mehr. Vielleicht haben wir uns gerade nur zum Kühlschrank heruntergebückt oder kurz umgeschaut, weil wir gerufen wurden. Manchmal erwischt es einen auch einfach morgens nach dem Aufwachen – was etwa an einem kühlen Luftzug vom Vortag liegen kann. Eine einseitige Fixierung und Starre ist in dem Fall typisch für den Hals. Die Muskeln sind bretthart verspannt und schmerzen sehr. Dies kommt v. a. bei Kindern und Jugendlichen vor, Mediziner nennen es *Torticollis* = Akuter Schiefhals. Ursache ist eine Überbeweglichkeit der Halswirbel zueinander. Diese verschieben sich ganz leicht, die Bandscheibe drückt dann auf das hintere Längsband, welches schmerzempfindlich ist. Ruck zuck entsteht

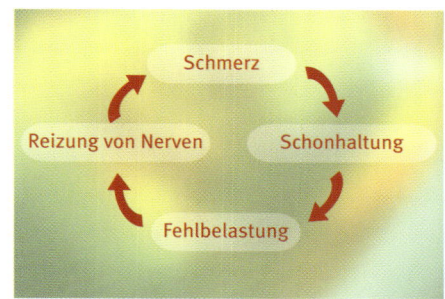

Der Teufelskreis ist tückisch, aber er lässt sich durchbrechen.

reflexartig die Muskelverkrampfung – eine unbewusste Schutzreaktion des Körpers als Entlastung für die Halswirbelsäule. Ein Schmerzmittel kann hier erste Hilfe leisten und den Schmerzkreislauf durchbrechen. So ziehen die quälenden Symptome meist rasch wieder vorüber.

Im Kreuzbereich sprechen Fachleute bei plötzlich auftretenden Schmerzen von einer Lumbago, dem gefürchteten Hexenschuss. Der Name rührt wohl daher, dass diese Symptome im Mittelalter mit Zauber und Magie in Verbindung gebracht wurden. Wer es erlebt, ist arg geplagt. Die Schmerzen setzen in Bruchteilen von Sekunden ein. Nichts geht mehr, v. a. nicht der Wechsel von einer Position in die andere.

■ Chronische Schmerzen

Bei chronischen Beschwerden hat der Schmerz bereits angefangen, ein Eigenleben zu führen. Seine ursprüngliche Aufgabe, uns zu warnen, ist verloren gegangen – denn es gibt gar nichts mehr, vor dem wir akut gewarnt werden müssten. Geblieben ist nur das Schmerzempfinden und unsere Reaktion darauf: Angst, Verspannung und instinktive Schonung. Ein Teufelskreis wird in Gang gesetzt. Heutzutage gilt es als wissenschaftlich gesichert, welche entscheidende Rolle psychische und soziale Zusammenhänge in diesem Schmerzkreislauf spielen. Jetzt gilt es, den rechten Umgang mit Schmerz in Zusammenhang mit Stress und Belastungen in Beruf und Familie individuell festzulegen. Möglichkeiten der Entspannung müssen gefunden werden, die sich auch im Alltag leicht umsetzen lassen. Sich und seinen Körper besser kennen zu lernen ist ein wichtiger erster Schritt der Therapie, der auch hilft, Druck und Angstgefühle zu nehmen. Viele Menschen müssen erst einmal lernen, auf sich selbst zu achten, in sich hineinzuhören und die Sprache zu verstehen, die der Körper spricht. Es trägt dazu bei, den fatalen Kreislauf, der sich aus Ver-

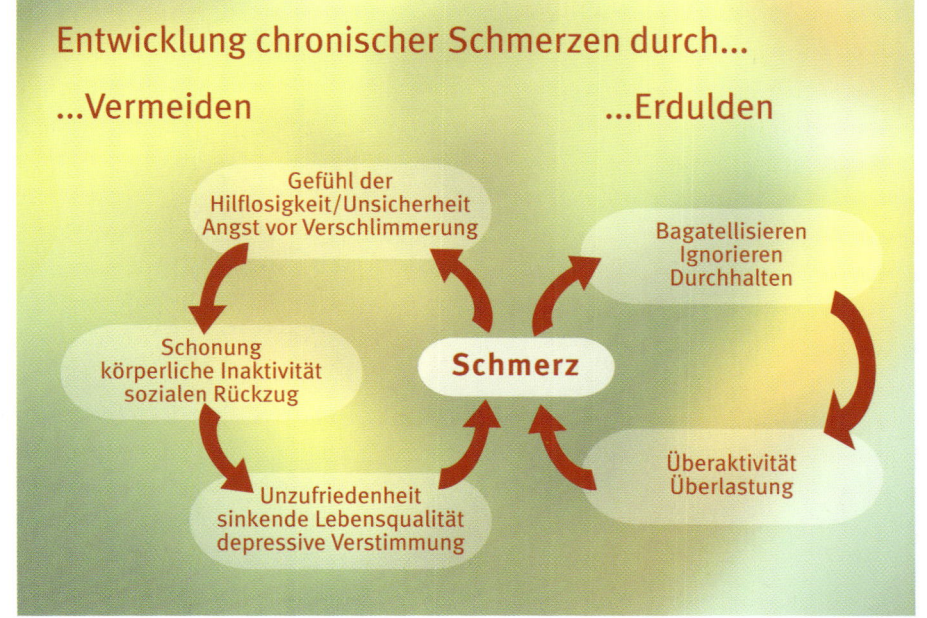

Entwicklung chronischer Schmerzen durch...

...Vermeiden

Gefühl der Hilflosigkeit/Unsicherheit Angst vor Verschlimmerung

Schonung körperliche Inaktivität sozialen Rückzug

Unzufriedenheit sinkende Lebensqualität depressive Verstimmung

...Erdulden

Bagatellisieren Ignorieren Durchhalten

Überaktivität Überlastung

Schmerz

meiden oder Erdulden von Schmerzen ergibt, zu durchbrechen. Eine solche Einstellung stärkt mit dem Selbstbewusstsein auch den Rücken. Professioneller Rat und Hilfe kann uns auf diesem Weg die nötige Motivation geben.

■ Das ewige Kreuz mit dem Rücken

Oftmals schleichen sich die Schmerzen ganz langsam in unser Leben und den Rücken. Sie kommen und gehen oder bleiben, wie ein unliebsamer Gast. Ort des Geschehens kann beispielsweise der Nacken sein. Der Mediziner spricht dann von einem Lokalen Syndrom.

Im Hals-Nacken-Bereich plagen die Schmerzen entweder genau am Oberrand der Schultern, bis hoch zum Hinterkopf oder aber zwischen den Schulterblättern. Aufgrund der bretthart angespannten Muskeln können wir den Hals kaum noch drehen. Wo die Schmerzen genau sitzen, ist abhängig davon, ob der obere oder der untere Teil unserer Halswirbelsäule betroffen ist. Sitzt das Problem ganz weit oben, können auch noch Schwindel, Kopfschmerz und Hör-, Seh- oder Schluckstörung auftreten. Genau entlang der Halswirbelsäule zieht nämlich ein großes Blutgefäß, die *Arteria vertebralis*, in Richtung Kopf und Gehirn. Störungen in diesem Bereich können die Durchblutung beeinträchtigen.

Sind Arme und Hände in Mitleidenschaft gezogen, spricht der Mediziner vom Cervikobrachialen Syndrom. Gefühlsstörungen wie Ameisenkribbeln, Taubheit oder Kraftminderung treten in Abhängigkeit von Bewegung und Lage der Halswirbelsäule auf.

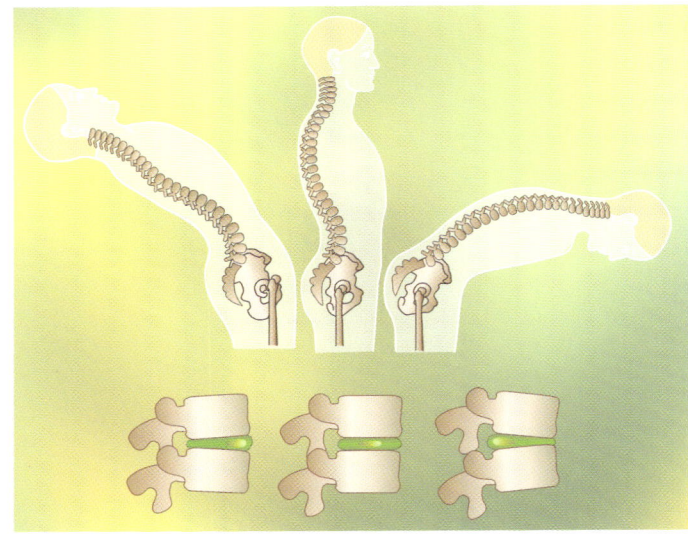

Bei jeder Bewegung verlagert sich der Gallertkern in die Gegenrichtung.

Welche Muskeln betroffen sind, an welcher Seite des Arms und in welchen Fingern es genau kribbelt, ist abhängig davon, welche Wirbel und Bandscheiben defekt sind. Die Beschwerden treten meist nicht konstant auf, sondern oft mit monatelangen Pausen dazwischen.

Die Brustwirbelsäule erfährt durch die Rippen des Brustkorbs so viel Stütze, dass sie sich eher selten unangenehm bemerkbar macht. In den wenigen Fällen, wo Probleme auftreten, handelt es sich meist um seitliche Achsabweichungen der Wirbelsäule – so genannte Skoliosen – und mit ihnen auftretende schmerzhafte Verschiebungen der Rippen. Die Schmerzen ziehen gürtelförmig nach vorne und sind ebenfalls positionsabhängig. Streng davon abgegrenzt werden müssen Schmerzen, welche bei Erkrankungen der Herzkranzgefäße entstehen, die so genannte *Angina pecto-*

ris, welche sich oftmals in Form von Druck- oder Engegefühl äußert. Sie können Vorboten eines Herzinfarkts sein. Hier ist in jedem Fall vorsichtshalber ein Arzt aufzusuchen.

Kummer mit dem Kreuz hat fast jeder schon einmal gehabt. Tauchen sie immer wieder auf, ist dies als Alarmzeichen zu sehen. Die Symptome ähneln denen des Hexenschuss, sie treten allerdings langsamer auf. Der Rumpf wird zu einer Seite gezogen, Fehlbelastung ist die Folge. Ein Teufelskreis wird in Gang gesetzt. Wie am Hals die Arme, so können am Kreuz die Beine mitbetroffen sein, was dann Lumbales Wurzelsyndrom oder Radikuläres Syndrom genannt wird. Wiederum werden „Ameisenkribbeln", Taubheit, Abschwächung von Kraft und Reflexen oder eben bewegungsabhängige, ausstrahlende Schmerzen spürbar.

Verschiedenste Ursachen können für sowohl akute als auch chronische Rückenbeschwerden verantwortlich sein. Nicht selten bestehen mehrere gleichzeitig. Zu den bekanntesten, aber nicht unbedingt wichtigsten, zählen Bandscheibenvorfälle oder -vorwölbungen. Meistens liegt der Knackpunkt an der Lendenwirbelsäule. Bei der Vorwölbung ist im Gegensatz zum Vorfall der äußere Faserring noch intakt, so dass der Gallertkern nicht austreten kann. Unser Modell vom Miniwasserbett mit dem Autoreifen zugrunde gelegt, bildet das Gelee zwar eine Beule am Rand des Bettes, aber der Stahlmantel des Reifens ist noch weitgehend intakt und das Gelee läuft nicht aus. Genau das passiert schließlich bei einem Bandscheibenvorfall (s. u.). Während sich die Vorwölbung rückbilden kann, ist dies bei einem Vorfall nicht möglich. Den Job, den Gallertkern wieder

in die Mitte zurückzudrücken, schafft der Faserring nämlich dann nicht mehr. Bereits bei jeder Vor-, Zurück- oder Seitbeugung wirkt dieser nämlich sonst der Verlagerung des Gallertkerns in die andere Richtung entgegen. Je länger man allerdings in ein und derselben Position verharrt, desto länger braucht es. Bis dies bei chronischer Überbelastung und Bewegungsarmut dann eben eines Tages nicht mehr funktioniert. Was hat das für Konsequenzen? Bei einer Vorwölbung bildet die Bandscheibe eine Art Wulst nach hinten, in Richtung Rückenmarkskanal. Direkt dort, also hinter ihr, liegt aber noch das hintere Längsband, welches schmerzempfindlich ist. Kommt es zur Reizung dieser Schmerzfasern verspannen wiederum reflexartig die Muskeln. Ein Bandscheibenvorfall ereignet sich jedoch meist entweder nach rechts oder nach links. Dort trifft sie dann auf den in

seinem engen Kanal liegenden Spinalnerv und drückt auf ihn. Nach neusten Forschungen ist es nun nicht der direkte Druck allein, welcher Schmerzen verursacht, sondern dieser Druck muss erst in Schmerz „übersetzt" werden. Eine Entzündungsreaktion setzt aus den Nerven, dessen Hüllen, aus der Bandscheibe und den umliegenden Knochen und Gelenken Botenstoffe frei, welche ihn reizen. Das Signal wird dann übers Rückenmark ans Gehirn weitergeleitet und dort als Botschaft „Schmerz" empfangen und von uns wahrgenommen.

Bisweilen reagieren unsere Nerven so überempfindlich. Normalerweise als schwach empfundene Schmerzen wirken plötzlich stärker. Selbst Dehnung oder Anspannung von Muskeln kann bereits als Schmerz ankommen. Die Überempfindlichkeit oder erhöhte Schmerzbereitschaft nennt man Hyperalgesie, das Missverstehen von Muskelreizungen Allodynie. Auch das Rückenmark wird überempfindlich, indem es diese Nervenimpulse ungehemmt weitergibt – die Torwächter „resignieren". In der Regel ist all dies eine vorübergehende Reaktion des Körpers auf Verletzungen. Hält es jedoch an, chronifiziert der Schmerz. Nur mittels viel Geduld und Übung lässt sich dann das überforderte Nervensystem wieder beruhigen.

Die so genannte „Höhe" des Vorfalls gibt Auskunft über den Ort des Geschehens. Es ist typischerweise immer nur eine Seite betroffen. Meist beginnt der Schmerz in Rumpfnähe und breitet sich dann weiter in Richtung Zehen oder Finger aus. Manchmal gibt es auch nur Schmerzen bei plötzlichem Druck, z. B. durch

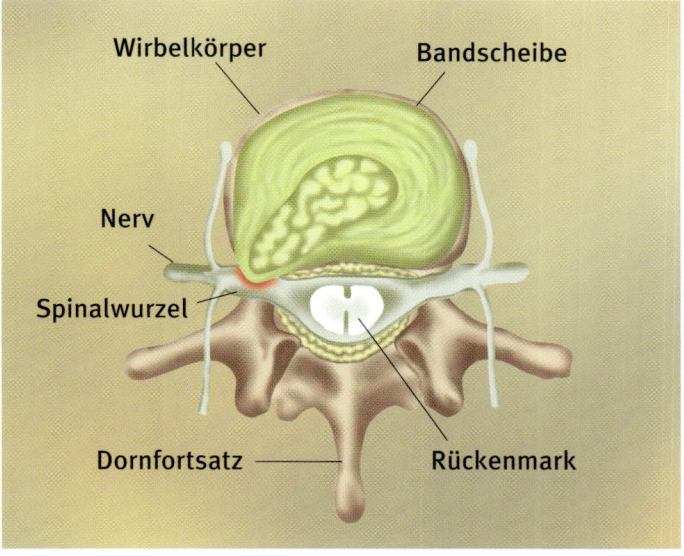

Wirbelkörper **Bandscheibe**

Nerv

Spinalwurzel

Dornfortsatz **Rückenmark**

Bandscheibenvorfälle drücken auf die Nervenwurzel, das führt zu Beschwerden.

Bewegungen, beim Niesen oder Pressen. Wenn die Rückenmarksnervenwurzel ganz abgepresst wird, kann der Schmerz auch vollständig verschwinden. Dafür kommt es zu einer Muskellähmung und völliger Gefühllosigkeit. In einem solchen extremen Fall muss sofort operiert werden, um dauerhafte Schäden abzuwenden. Glücklicherweise ist dies extrem selten.

Was allerdings fast immer auftritt, ist die so genannte ischiatische Fehlhaltung: Die Körperhaltung ähnelt einem Fragezeichen. Es ist der nachvollziehbare Drang, die am wenigsten schmerzende Haltung einzunehmen. Leider führt das in den oben beschriebenen Teufelskreis.

Selbst wenn ein Bandscheibenvorfall vorliegt, ist noch lange nicht gesagt, dass dieser zwingend für die Beschwerden verantwortlich ist. Studien haben mit Hilfe der Magnet-Resonanz-Tomographie (MRT), einem höchstpräzisen, bildgebenden Verfahren, bei 20 – 36 % der als beschwerdefrei Untersuchten Bandscheibenvorfälle nachweisen können. Ein Bandscheibenvorfall kann also völlig unbemerkt verlaufen. Dies zeigt: Eine sehr genaue Diagnostik ist bei einer Rückensymptomatik unablässig. Die reine Apparatemedizin ist ohne eine sorgfältige Untersuchung und Befragung nahezu wertlos.

Öfter als die Bandscheiben plagen uns jedoch andere Quälgeister im Kreuz. Häufig finden sich Verschleißerscheinungen, also Arthrosen der kleinen Wirbelgelenke, der so genannten Facettengelenke, als Ursache. Sie tragen normalerweise ca. ein Zehntel der Last, den Rest übernehmen die Bandscheiben. Kommt es nun im Lauf der Alterung zum „Austrocknen" der Band-

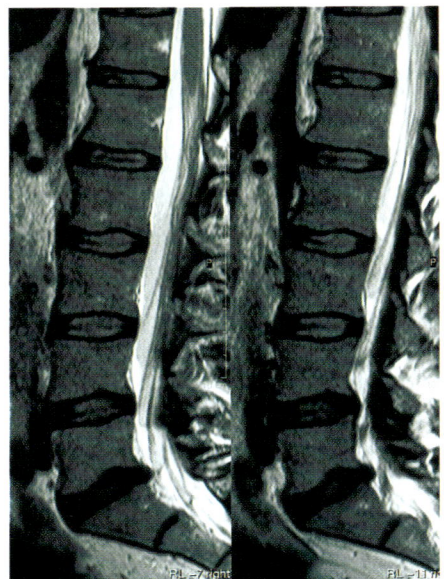

Auch wenn ein Bandscheibenvorfall im MRT festgestellt wurde, kann es sein, **dass der Betroffene keine Schmerzen hat.**

scheiben, wird ein zunehmender Druck auf die kleinen Wirbelgelenke verlagert. Dies begünstigt den Verschleiß. Außerdem werden die Gelenkkapseln überdehnt, was an sich schon sehr schmerzhaft ist. Die Rückenmuskulatur, welche vorher vielleicht schon nicht optimal trainiert war, kann ihre Aufgabe zu stützen nun erst recht nicht mehr richtig erfüllen. Die Symptome können ganz ähnlich aussehen wie bei einem Bandscheibenvorfall: Man nimmt eine Schonhaltung ein und die Schmerzen können ausstrahlen ins Gesäß, die Leisten, den unteren Bauch und den Oberschenkel. Pseudoradikuläres Syndrom lautet in dem Fall die Diagnose – es sieht aus wie ein Bandscheibensyndrom, ist aber keines. Allerdings kommt es nicht zu Taubheit oder Kraftverlust. Außerdem reichen die Schmerzen nicht tiefer als bis in den Oberschenkel. Sie breiten sich eher flächig aus. Des Weiteren gibt es einen Test, welcher

Der Lasègue-Test hilft Bandscheibenvorfälle von anderen Problemen zu unterscheiden.

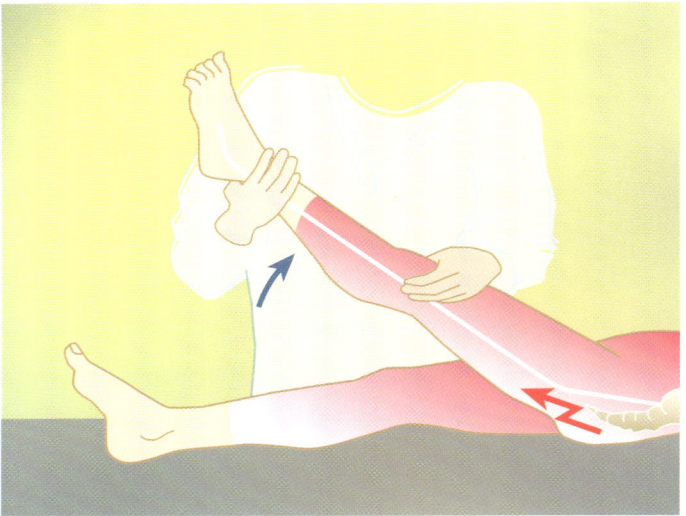

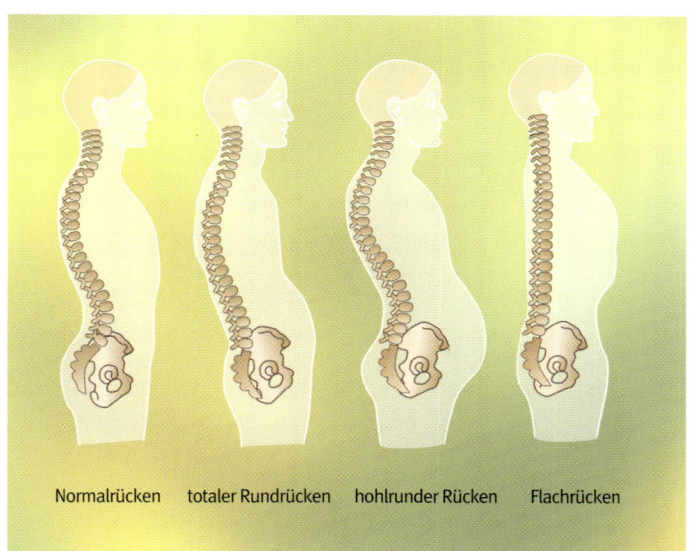

Normalrücken   totaler Rundrücken   hohlrunder Rücken   Flachrücken

beide Syndrome unterscheidet: Das Lasè-gue-Zeichen, bei dem der Untersucher das lang ausgestreckte Bein des Patienten hochhebt. Dieses ist positiv im Sinne eines radikulären Syndroms, wenn sich dabei Schmerzen an der Hinterseite des Beines verschlimmern oder neu entstehen. Zur genauen Unterscheidung gehört trotzdem viel Erfahrung.

Es gibt ein Gelenk im Kreuz, welches uns ganz besonders zu ärgern vermag. Die Rede ist vom Kreuzdarmbeingelenk (Ileosakralgelenk, ISG), das zwischen den beiden großen Beckenschaufeln und dem Kreuzbein lokalisiert ist. Vermutlich sind Störungen dieses Gelenks für ca. ein Drittel aller Kreuzprobleme verantwortlich. Die Schmerzen strahlen vom Kreuz v. a. entlang des Gesäßes und des seitlichen Ober-schenkels aus und erinnern dadurch wie-

derum an Bandscheibenschäden. Auf den ersten Blick sieht das ISG nicht einmal nach einem Gelenk aus. Es wird nämlich voll-kommen von straffen Bändern umgeben und hat Gelenkflächen, die an eine Mond-landschaft erinnern, also überhaupt nicht schön glatt und geschmeidig sind. Es be-sitzt eine nur minimale Beweglichkeit, doch diese brauchen wir voll und ganz. Als Folge von Haltungsfehlern, Fehlbelastun-gen oder Schonhaltungen verschieben sich die Gelenkflächen gegeneinander, ohne wieder in ihre Ausgangslage zurückzuglei-ten. Die Gelenkkapseln spannen sich un-natürlich. Muskeln und andere Gelenke, die versuchen dies auszugleichen, werden überanstrengt. Einmal mehr entstehen Schmerzen – und schon sind wir wieder in dem uns schon bekannten Teufelskreis aus Schmerz – Muskelspannung – mehr Schmerz – mehr Muskelspannung. Die

akuten Beschwerden kann ein geübter Chirotherapeut durch „Einrenken" schnell lindern. Aber was können wir selber lang-fristig tun? Wie schon an anderer Stelle hervorgehoben, bringt ein gezieltes Mus-keltraining Stabilisierung. Dazu mehr im Übungsteil (siehe Seite 23ff.).
Über Haltungsfehler in unser Wohlstands-gesellschaft wird viel geklagt. Manches Mal müsste man eher von einer Haltungs-schwäche sprechen, die sich aber leicht zu einem ausgewachsenen Problem ent-wickeln kann. Haltung meint das Gesamt-bild des frei und aufrecht stehenden Men-schen. Eine Haltungsschwäche ist dann gegeben, wenn wir eine gerade und ge-streckte Haltung mit waagerecht nach vorne gestreckten Händen nicht 30 Sekun-den halten können, ohne dabei ins Hohlkreuz zu gehen und die Schultern nach vorne fallen zu lassen. Dies ist der so genannte Test nach Mattiaß. Ein Hohlkreuz sowie der Rund- und Flachrücken werden in der klassischen Orthopädie dabei als Haltungsvariante angesehen, die zwar als normal gilt, aber dennoch als Risikofaktor für spätere Beschwerden angesehen wer-den muss. Bei einer harmonischen Haltung haben sie nämlich nichts zu suchen. Was ist denn überhaupt eine ausgewo-gene Körperhaltung und ist nicht jeder Mensch anders und unvergleichlich? Das ist richtig und so kommt die Harmonie als eine Bandbreite daher. Wir halten uns dann ausgewogen, wenn wir bei einer Bewe-gung oder Position möglichst wenig Kraft brauchen und gut im Gleichgewicht blei-ben. Der Körper trägt sich dann quasi selbst. Es fällt leicht sich zu bewegen und aufrecht zu halten. Schäden des Bewe-gungsapparats wird so vorgebeugt. Der

Kraftaufwand ist dann am geringsten, wenn alle beteiligten Körperteile miteinander statt gegeneinander arbeiten. Die Balance bleibt erhalten, wenn von der Körpermitte aus agiert wird und man den ganzen Körper an jeder Bewegung teilhaben lässt. Wer völlig entspannt daliegt, z. B. morgens direkt nach dem Aufwachen oder nach einer tiefen Entspannungsübung, spürt es deutlich: Selbst wenn nur der kleine Finger minimal gebeugt wird, folgt in Arm, Hals, im Bauch, ja sogar bis in den kleinen Zeh auf der gegenüberliegenden Seite eine ganz dezente Spannungsänderung. Durch eine dahingehende Schulung der Aufmerksamkeit lässt sich allmählich ein besseres Bewusstsein für den eigenen Körper erlernen.

Normalerweise haben Haltungsschwächen einen einfachen Grund: eine zu schwach ausgebildete Muskulatur. Muskeln sind nur dann in der Lage effektiv zu arbeiten, wenn sie eine gewisse Grundspannung haben und nicht verkürzt oder überdehnt sind. Zudem braucht der einzelne Muskel, um seine spezielle Aufgabe wahrzunehmen, eine optimale Ausgangsposition. Bei einer ausgewogenen Haltung ist das der Fall. Eine dauerhaft gedrückte, psychische Verfassung wird sich eines Tages in der Haltung niederschlagen, ebenso wie Bewegungsmangel. Die Schultern fallen nach vorne, besonders oft bei großen Menschen, die Brustmuskulatur verkürzt sich, die Bauchmuskulatur wird schlaff und die Rückenmuskulatur teils überdehnt, teils überbeansprucht und verliert damit ihre Leistungsfähigkeit. Übergewicht ist ein weiterer Negativ-Posten. Es verlagert den Körperschwerpunkt weiter nach vorne.

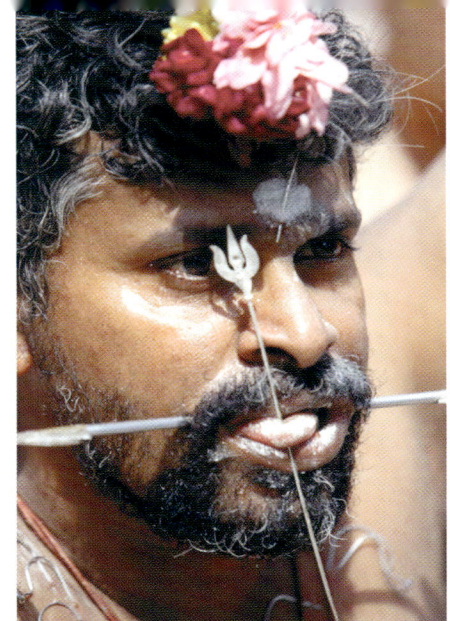

Der Rücken wird übermäßig belastet, frühzeitiger Verschleiß bleibt nicht aus. Unser Rücken ist eben anfällig. Darum sollten wir Sorge für ihn tragen. Schon, wenn wir nur ein Kilo Mehl mit ausgestrecktem Arm aus dem Regal holen oder uns plötzlich im Schreck schnell umdrehen, wirken bereits unvorstellbar hohe Kräfte auf unsere Wirbelsäule. Körperliche Trägheit und psychische Unausgeglichenheit bedeuten im übertragenen Sinne, an dem Ast zu sägen, auf dem wir sitzen. Eines Tages genügt ein Windhauch und er bricht.

DIE PSYCHE – DEIN FREUND UND HELFER

Unsere seelische Verfassung hat viel mit dem Zustand unseres Rückens zu tun. Gerade bei der Therapie chronischer Schmerzen ist sie besonders wichtig. Psyche und Körper gehören untrennbar zusammen.

Die Macht unserer Psyche kommt auch zum Ausdruck, wenn körperliche Grenzen überschritten werden. Auf dem Thaipusa-Fest in Malaysia verstümmeln sich Menschen in Trance selbst. Sie zeigen dabei keine Anzeichen von Schmerzen.

Psyche kommt übrigens von Altgriechisch *psychein*: hauchen, atmen, leben und bedeutet so viel wie Lebenshauch. Sie haucht also unserem Dasein Leben ein, ist für unser Seelenleben, unser inneres Gleichgewicht, unsere Zufriedenheit, Ziele, Träume und Wünsche – auch die verborgenen – zuständig. Die Motivation läuft häufig unbewusst ab. Wir wissen meist nicht, warum wir uns das eine sehnlichst wünschen oder etwas anderes ablehnen. Das Team der hobbythek hat sich immer für eine ganzheitliche Sichtweise von Körper, Seele und Geist ausgesprochen.
Längst ist bekannt, wie groß der Einfluss von Seele und Geist auf körperliche Prozesse ist. Allein durch positives Denken kann das Wohlbefinden immens gesteigert werden. Dies wirkt sich ebenso günstig auf unser Immunsystem und die Abwehr von Krankheiten aus. Ja, es hat sich sogar gezeigt, dass Bandscheibenoperationen alleine bei einer passiven Einstellung und einer depressiven Stimmungslage des Patienten eher zum Scheitern verurteilt sind als bei Zuversicht.
Die Psyche drückt sich für uns jedoch oft etwas unklar aus. Wir fühlen uns irgendwie nicht wohl, irgendetwas stimmt nicht, bloß was? In der Regel neigen wir dann dazu, in eingefahrenen Gleisen zu denken. Verdrängen ist menschlich und kann überdies

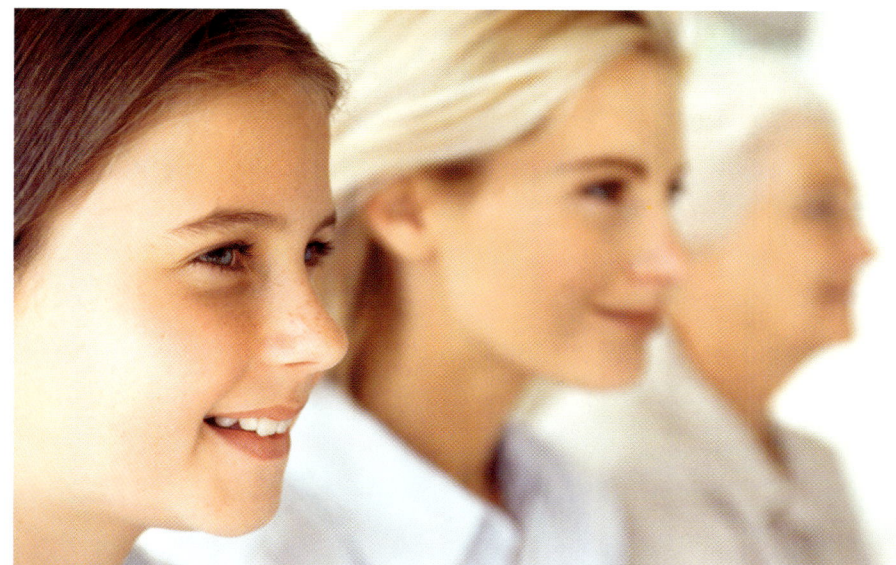

Junge Menschen neigen dazu, ihren Körper als unveränderlich anzusehen. Alterung und damit verbundene Probleme scheinen in weiter Ferne und nur andere zu betreffen.

bei chronischen Schmerzen wichtig, denn danach richtet sich unser Verhalten, z.B. Schon- und Vermeidungsverhalten oder das Gegenteil, das Ignorieren von Schmerzen. Um den Heilungsverlauf positiv zu beeinflussen ist es essentiell, über die Erkrankung Bescheid zu wissen und sich über seine derzeitige Lebenssituation klar zu werden. Auch darüber sollte mit einem Arzt des Vertrauens gesprochen werden. Sprechenden Leuten wird geholfen, heißt es aus gutem Grund. Ohne Scheuklappen an die Sache heranzugehen ist die richtige Strategie. Keiner muss sich scheuen, auch vermeintlich dumme Fragen zu stellen. Nur auf diese Weise kann der Therapeut gemeinsam mit dem Patienten wirksame Lösungen finden. Wie der Körper kann ebenso der Geist lernen, schädliche Gedanken- und Gefühlsmuster durch bessere zu ersetzen.

■ Die natürliche Alterung

Unser gesamter Körper ist von Geburt an ein überaus dynamisches Gebilde. Jede Zelle befindet sich in ständigem Auf- und Abbau, alles ist in Bewegung. Alterungsprozesse sind dabei eine sehr natürliche Erscheinung. Die wiederaufbauenden Kräfte lassen immer stärker nach und die des Abbaus gewinnen die Oberhand. Zwar ist der Unterschied nur graduell, aber die Folgen werden für jeden sichtbar: wir altern. Bei der Bandscheibe ist dies nicht anders.

WIE DIE PROFIS WEITER-HELFEN – THERAPIEMETHODEN

Etliche Rückenprobleme machen gezielte Therapien durch Ärzte, Physio-, Entspannungs- und Manualtherapeuten, Aku-

auch in gewissen Situationen nützlich sein. Es gibt aber viele Lebenslagen, wo es ausgesprochen dumm wäre, sich die Augen zuzuhalten – weil uns die Folgen ohnehin einholen würden. Tun wir dies nicht und lernen sie zu verstehen, können wir ungeheuren Nutzen daraus ziehen.

Die Weltgesundheitsorganisation (WHO) und die International Association for the study of pain, vielleicht die renommierteste internationale Schmerzmedizinische Vereinigung, definieren Schmerz interessanterweise folgendermaßen: „Ein unangenehmes Sinnes- und Gefühlserlebnis, das mit aktuellen oder potentiellen Gewebeschädigungen verknüpft ist oder mit Begriffen solcher Schädigungen beschrieben

wird." Es belegt einmal mehr: Gefühle haben ihren Anteil am Erleben von Schmerz. Dies wird untermauert durch Ergebnisse von Operationen, bei denen Menschen mit chronischen Schmerzen bestimmte, für die Gefühlsregulation zuständige Verbindungen im Gehirn durchtrennt wurden, so genannte *Frontale Lobotomie*. Danach zeigten diese keine Schmerzäußerungen mehr. Leider gingen die Operationen auch mit dramatischen Persönlichkeitsveränderungen einher, weshalb sie ethisch nicht vertretbar sind. Anteil haben aber nicht nur Gefühle, sondern auch Gedanken, Bewertungen, unsere Einschätzung davon, wie schlimm etwas ist.

Diese haben oftmals weniger mit der Wirklichkeit zu tun, als wir glauben. Das ist v.a.

punkteure, Psychologen und andere Spezialisten erforderlich. Eine ausführliche Beschreibung würde den Rahmen des Buches sprengen. Wir haben Ihnen eine Übersicht zusammengestellt.

Vor der „klassischen" offenen Bandscheibenoperation wird so genannten konservativen Verfahren der absolute Vorrang eingeräumt. Erforderlich wird die Operation, wenn es zu neurologische Ausfällen kommt, d.h. Lähmungen, Taubheitsgefühl und gleichzeitigem Verschwinden vorher bestehender Schmerzen. Man spricht von Reithosenanästhesie, wenn die Symptome im entsprechenden Bereich, zusammen mit Kontinenzstörungen von Blase und Darm, auftreten. Dies zwingt zur sofortigen Operation.

Neue Computertomographie-gesteuerte, mikroinvasive OP-Techniken, u. U. mittels Laser, mit Instrumentengrößen, die sich teils im Zehntel-Millimeter-Bereich bewegen, arbeiten sehr zielgenau.

Im Gegensatz zu herkömmlichen Operationen wird umliegendes Gewebe dadurch nur minimal verletzt. Das Risiko für Komplikationen ist so geringer und der Eingriff kann meist ambulant erfolgen.

Ein Deutscher ist mit seinem Institut für Mikrotherapie in Bochum übrigens weltweit führend: Prof. Dr. med. Dietrich Grönemeyer – der Bruder des bekannten Sängers.

■ Physiotherapie

Bei der Physiotherapie werden die Anforderungen stufenweise verändert. Zuerst gilt es, dem Patienten ein Gefühl für den Ort des qualvollen Geschehens zu geben: Um welche Körperteile geht's? Wie ist der Status quo? Wann verändert sich etwas und bei welcher Bewegung? Dann erfolgen in der Regel isometrische Übungen, also solche mit Druck und Gegendruck. Die Ausgangslage bleibt unverändert. Es folgen dann durch den Therapeuten geführte Bewegungen, dann kontrollierte Übungen aus bestimmten Positionen heraus und zum Schluss dynamisch-funktionelle Übungen, welche Alltagsabläufen nahe kommen. Dies kann durch Gerätetraining erweitert werden.

■ Osteopathie und Manuelle Therapie

Sie wirken oft wahre Wunder, sowohl die kurzfristige Linderung als auch den langfristigen Erfolg betreffend. Ihre Ausführung bedarf einer fundierten, klinischen Erfahrung und gründlichen Voruntersuchung. Vor allem die Osteopathie ist hier sehr genau und bezieht auch andere Organsysteme in Diagnose und Therapie mit ein. (Kontakt: Verband der Osteopathen Deutschland (VOD) e.V., Wiesbaden, Tel.: 06 11/9 10 36 61, oder: www.osteopathie.de oder German Association for Osteopathic Medicin (GAOM), Berlin, www.gaom.de)

■ Medikamente am Ort des schmerzlichen Geschehens

Injektionen und Schmerzmedikamente können helfen, den Schmerzkreislauf zu durchbrechen. Sie sind jedoch nicht für eine Langzeitbehandlung gedacht. Die Injektionen bringen lokal wirkende Mittel (v. a. Lokalanästhetika oder Kortison) unmittelbar an den Ort des Geschehens, also z. B. direkt an eine durch einen Bandscheibenvorfall bedrängte Nervenwurzel oder an die kleinen Wirbelgelenke. Genau wie die Medikamente in Tablettenform dienen sie der Schmerzbekämpfung und Entzündungshemmung.

■ Alternative Methoden

Die Akupunktur wird inzwischen sehr häufig und erfolgreich als Verfahren der Schmerzbekämpfung eingesetzt. Sie basiert auf den Grundsätzen der Chinesischen Medizin, einem ganz eigenen System der Deutung und Heilung von Krankheiten. Die Wirkweise der Akupunktur nach unseren wissenschaftlichen Kriterien ist noch nicht abschließend geklärt. Es gibt jedoch schon einzelne Studien, die unvermutete Zusammenhänge aufzeigen. Möglicherweise existieren Wirkungsmechanismen über die Ausschüttung körpereigener Opiate (Endorphine) und das autonome Nervensystem.

Zu Entspannung und Körperwahrnehmung haben Sie ja schon einiges erfahren. Im weiteren Zusammenhang damit stehen körper- und bewegungstherapeutische Verfahren wie Tanztherapie, Feldenkrais und die genannten ostasiatischen Verfahren (siehe Seite 27) sowie das Autogene Training. Sie bringen vielen Menschen großen Nutzen. Leider bezahlen Krankenkassen diese Verfahren nicht unbedingt als Einzelleistungen. Die Kosten müssen eigenständig übernommen werden. Es gibt jedoch auch viele Kursangebote, z. B. an Volkshochschulen, die zu empfehlen sind. Vielleicht haben die entsprechenden Übungen ja Lust auf mehr geweckt.

Rückenübungen
mit Körper und Seele

För einen gesunden und geschmeidigen Rücken lässt sich eine Menge tun. Das gilt sowohl vorbeugend als auch heilend. Aktives Entspannen zu lernen und in den Alltag zu integrieren ist dabei sehr wichtig. Vor allem bei chronischen Beschwerden geht es um den allmählichen, aber konsequenten (Wieder-) Aufbau von schmerzfreien Bewegungsabläufen in Beruf, Alltag und Freizeit – also um die Wiedererlangung von Normalität und Lebensqualität.

Wie vielfältig die Ursachen für Rückenbeschwerden sein können, haben wir ja in den ersten Kapiteln gezeigt. Darum ist eine genaue Diagnosestellung durch einen Fachmann so wichtig. Eine erfolgreiche Therapie ist immer auf die individuellen Bedürfnisse des Patienten zugeschnitten. Bei den Rückenübungen sollte niemals ohne spezielle Anweisung eines Therapeuten über die Schmerz- oder die Beschwerdegrenze hinausgegangen werden. Übungen, die direkt oder auch etwas später die Symptome verschlimmern, müssen sofort eingestellt werden.

Die Ursachen für Rückenschmerzen sind häufig schon unbemerkt länger vorhanden, wenn sich der Rücken schmerzend bemerkbar macht. Oft reagieren wir jedoch selbst auf alarmierende Anzeichen unzureichend und verschleppen die Probleme. Dabei stehen die Chancen für eine Heilung am besten, wenn wir zügig reagieren und das Richtige gegen die quälenden Beschwerden tun.

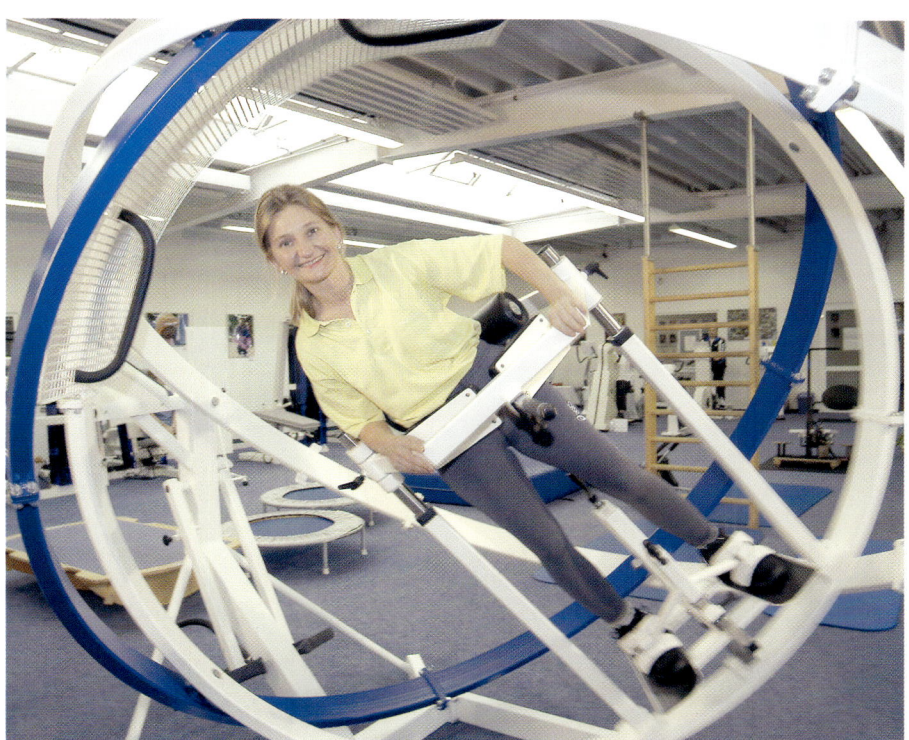

Der Space-Curl macht's möglich:
Trainieren wie ein Astronaut.

Schmerzen können uns sehr daran hindern, einen normalen Alltag zu leben. Jetzt kommt es darauf an, den Teufelskreis zu durchbrechen und durch Eigeninitiative die Heilung voranzutreiben. Manchmal reicht schon eine Änderung alter Verhaltensmuster. In der Frühe einfach mal ein Viertelstündchen eher aufstehen und diese Zeit für Rückenübungen zu nutzen – das stärkt nicht nur die Wirbelsäule, sondern auch das Selbstbewusstsein. Günstig ist es bei den Übungen aus jeder Kategorie etwas zu wählen, d.h. ein Wechsel zwischen Entspannungs-, Dehn- und Kraftübungen. Anfang und Ende des Trainings sollten immer der Entspannung gewidmet werden.

OHNE ENTSPANNUNG GEHT NICHTS

Menschen mit Rückenbeschwerden haben einen viel höheren Muskeltonus als andere, d.h. die Muskeln stehen ständig unter Spannung. So ist Entspannung der erste Schritt Richtung Linderung. Die Entspannung, die hier gemeint ist, ist etwas aktives, etwas, das unseren vollen Einsatz verlangt, genau wie die anderen Übungen auch. Warum? – Weil es so besser, tiefgreifender und nachhaltiger wirkt. Die Rede ist hier von einer Aufmerksamkeit dem eigenen Körper gegenüber. Nach einiger Zeit lässt sich schließlich mit bestimmten Übungen, wie z.B. der „Atmung in drei Stufen", überall und kinderleicht, Entspanntheit herbeiführen, egal ob zwischendurch, bei der Arbeit oder in der Straßenbahn.

Anmerkung: Die Übungen werden v.a. anfangs in einer ruhigen, stillen Atmosphäre im Liegen ausgeführt. Die Unterlage sollte möglichst fest, jedoch angenehm sein (z.B. Gymnastikmatte). Notfalls klappt es auch auf dem Bett. Wenn die Übungen in Fleisch und Blut übergegangen sind, kann auch an anderen Orten trainiert werden. Wie so oft gilt: Übung macht den Meister.

Was ist eigentlich Entspannung?

„Entspannung gilt als erstrebenswertes Befinden physischer und psychischer Gelöstheit. Entspannung kann in belastungsfreier Situation auftreten und sich in Empfindungen der Schwere, Wärme oder Leichtigkeit und in organischen Ökonomisierungsprozessen äußern (Atmung, Herzarbeit, Temperaturregulation u.a.). In Verbindung damit ist Entspannung gleichzeitig Wohlbefinden, Ruhe, Gelassenheit und Freude am Sein und kann positive Verhaltensweisen bewirken." So definiert Professor Müller, Physiologe an der Universität Bochum, diesen allseits so erwünschten Zustand. Wer fühlt sich schon gerne angespannt?

■ Atmung in drei Stufen

Legen Sie sich bequem hin. Atmen Sie zwei- bis dreimal tief ein und wieder aus. Beim nächsten Einatmen atmen Sie zunächst tief in den Bauch, so dass die Bauchdecke sich deutlich hebt. Verwenden Sie dafür jedoch nicht alle Luft, denn es geht noch weiter: Beim weiteren Einatmen atmen Sie nun in die Rippen, so dass diese zur Seite hin auseinander gehen. Der Bauch fällt dabei wieder etwas ein. Das ist ganz normal. Im letzten Schritt atmen Sie nun in Brust- und Schlüsselbeine, so dass diese sich heben und der Hals quasi kürzer wird. Hierbei sollen die Rippen „gespreizt" bleiben.

Halten Sie nun die Luft kurzzeitig an – tun Sie dies unangestrengt: Klemmen Sie nicht im Hals, sondern halten Sie Ihren Körper aktiv in der erreichten Position.

Spüren Sie einen Augenblick diesem Gefühl nach und atmen Sie dann wieder aus. Lassen Sie die Luft dabei genau in umgekehrter Reihenfolge entweichen: erst aus Brust- und Schlüsselbeinen, dann aus den Rippen und zuletzt aus dem Bauch. Halten Sie nun wiederum inne, bevor Sie die Übung von neuem beginnen.

Sie können diese Übung nun zwischen fünf und 15 Mal hintereinander durchführen. Denken Sie daran: Weniger ist oft mehr, vor allem, wenn Sie es dafür öfter und regelmäßig machen. Pausen mit „normaler" Atmung dazwischen sind erlaubt. Die Übung wird jedesmal leichter fallen. Wichtig ist es, locker zu bleiben und nicht zu verkrampfen. Hilfreich ist es weiter, die Übung als Ritual in den Tagesablauf einzubauen, z.B. in die Mittagsruhe. Wenn Sie geübt sind, kann sie herrlich erfrischend sein und sogar einen Mittagsschlaf ersetzen. Machen Sie sie jedoch nicht unbedingt vor dem Einschlafen. Sie werden sonst vermutlich in den Schlaf fallen.

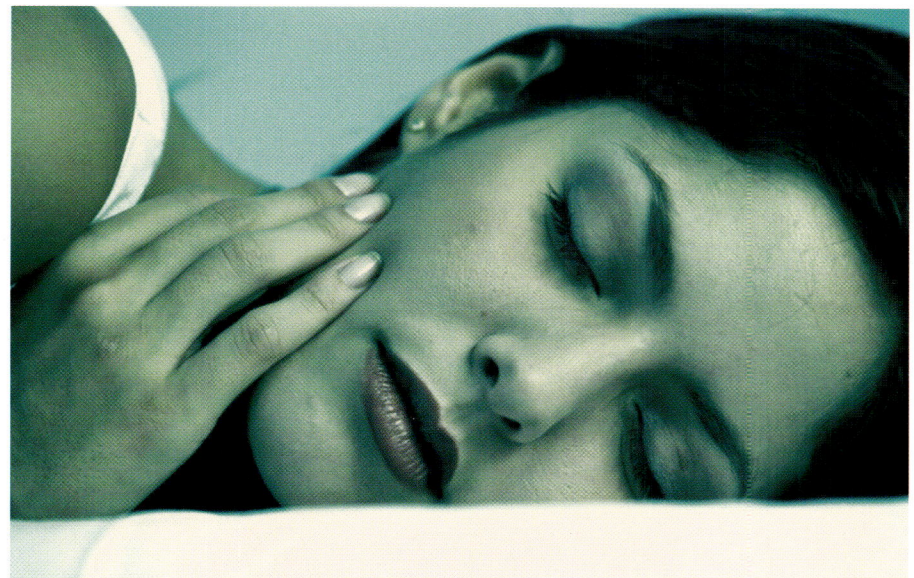

Entspannung und Wahrnehmung des eigenen Körpers sind der Auftakt jeder Übungsetappe.

■ Phantasie-Reise des Atems durch die Muskelpartien

Legen Sie sich bequem auf den Rücken, den Kopf auf die Matratze oder ein flaches Kissen gebettet. Wichtig ist, dass der Nacken ganz gerade ist, damit er nicht verspannt. Decken Sie sich zu, damit Sie angenehm warm liegen.

Schließen Sie die Augen, atmen Sie tief und ruhig durch. Konzentrieren Sie sich nur auf Ihren Atemrhythmus. Lassen Sie die Luft in sich hineinströmen und spüren Sie, wie der Atem durch Ihren Körper fließt und dieser zur Ruhe kommt.

Lenken Sie nun bei jedem Ausatmen die Aufmerksamkeit nacheinander auf die verschiedenen Körperteile und lockern dabei die jeweiligen Muskelpartien. Hilfreich ist es, sich vorzustellen, wie die ausgeatmete Luft an den Muskeln vorbeistreicht und eventuell noch vorhandene Verspannungen beseitigt. Beginnen Sie bei den Füßen und gehen dann Atemzug für Atemzug weiter nach oben, also Waden, Oberschenkel, Gesäß, Rücken, Bauch etc. Das Tempo bleibt dabei jedem selbst überlassen. Als Faustregel gilt am Anfang: für jedes Körperteil etwa drei Ein- und Ausatmer vorsehen. Schnell breitet sich dort eine angenehme Wärme und Bettschwere aus. Diese Übung lässt sich auch isoliert, nur für die *Rückenregion*, nutzen, etwa wenn es

die Muskeln hier besonders nötig haben. Es ist außerdem hilfreich, sich auch tagsüber hin und wieder auf diese „Problemzone" zu konzentrieren, um sie zu lockern.

■ Das Sonnengeflecht wärmen

Für die nächste Übung benötigen Sie ein Dinkelkissen, welches Sie sich selbst anfertigen können (siehe Seite 67). Erwärmen Sie das Kissen zunächst wie angegeben im Backofen oder der Mikrowelle. Legen Sie es sich dann auf den Rücken. Das Kissen wird mitten auf den Körper, auf's Sonnengeflecht, platziert. Das ist die Stelle, wo Brustkorb und Bauch sich treffen. Hier laufen etliche Nerven zusammen und zudem treten die Hauptschlagader (Aorta) und die Speiseröhre durchs Zwerchfell. Jetzt in aller Ruhe die Wärme des Kissens spüren, welche sich herrlich im Körper ausbreitet. Tief und langsam, genau dort, wo das Kissen liegt, hineinatmen, so dass dieses sich hebt und senkt. Mit der Wärme stellen sich Entspannung und Wohlbefinden ein.

■ Tief in den Bauch atmen

Diese Körperwahrnehmungs- und Entspannungsübung wird ebenfalls im Liegen, auf dem Rücken, ausgeführt: Zunächst mehrmals tief durchatmen. Dann mit den Händen nach der Symphyse tasten. Das ist die Knochenerhebung, an der die beiden Schambeine zusammenstoßen. Nun sanft mit beiden Händen „eine Hand voll Bauch" unmittelbar oberhalb dieser Stelle fassen und diese leicht zur Bauchmitte hin schieben. Ein paar Atemzüge lang diese Posi-

Muskelentspannung nach Jacobson

Die Progressive Muskelrelaxation (PMR) ermöglicht es jederzeit, ohne viel Aufwand, auch vorbeugend, Muskelschmerzen entgegenzuwirken. Solche Schmerzen sind also kein Schicksal, dem wir hilflos ausgeliefert sind. Hinter dem Begriff verbirgt sich eine, in den 1930er Jahren vom schwedischen Physiotherapeuten Edmund Jacobson in den USA

entwickelte Methode. Sie gründet sich auf progressive, also in Stufen fortschreitende, An- und Entspannung der Muskelgruppen. Der Muskel ermüdet und entspannt gleichermaßen. Eine bessere Wahrnehmung des Körpers und seiner Empfindungen während der An- und Entspannung sind ein wünschenswerter Nebeneffekt. Jacobson fand heraus, dass

Spannungsgefühle von Muskelkontraktionen begleitet sind und folglich die muskuläre *Ent*spannung als der direkte Gegensatz zur *An*spannung aufzufassen ist. Entspannungsübungen sind ein wunderbares Mittel, die Hektik und den Stress des Tages abzustreifen oder die nötige Bettschwere zu bekommen.

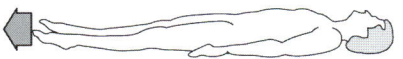

1. Strecken Sie die Zehen nach vorn, der Fuß wird spitz.

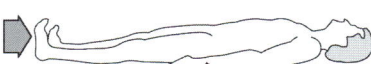

Ziehen Sie die Zehen zu sich heran (mindestens 3 – 4 Sek.)!

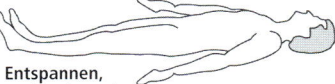

Entspannen, wahrnehmen!

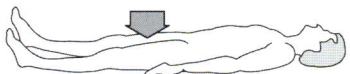

2. Oberschenkel anspannen und lösen.

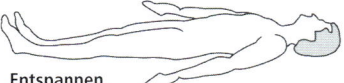

Entspannen, wahrnehmen!

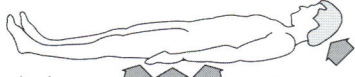

3. Pobacken   anspannen, gleichzeitig den Kopf anheben.

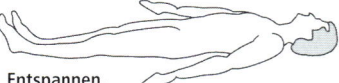

Entspannen, wahrnehmen!

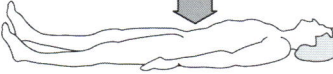

4. Bauchmuskeln nach innen ziehen.

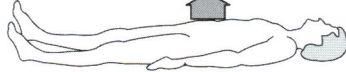

Bauchmuskeln nach außen drücken.

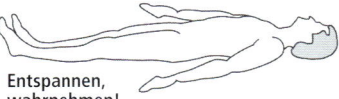

Entspannen, wahrnehmen!

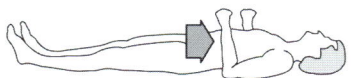

5. Unterarme anspannen, anwinkeln, Hände zu Fäusten ballen.

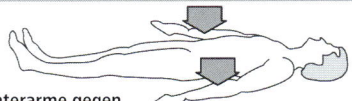

Unterarme gegen den Boden drücken.

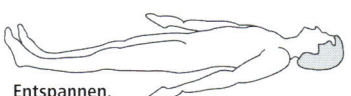

Entspannen, wahrnehmen!

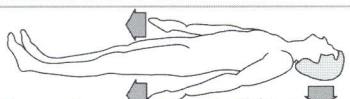

6. Fingerspitzen   in Richtung Füße strecken, Kopf an den Boden drücken.

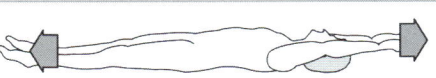

Arme nach hinten strecken, Füße strecken. Wie fühlt sich der Brustkorb an?

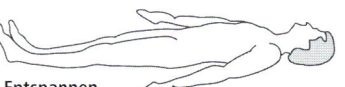

Entspannen, wahrnehmen!

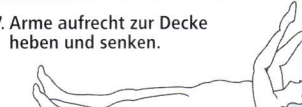

7. Arme aufrecht zur Decke heben und senken.

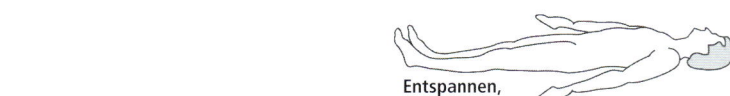

Entspannen, wahrnehmen!

tion beibehalten. Dabei legen Sie bei jedem Atemzug besondere Aufmerksamkeit
darauf, wie tief Sie in den Rest des Bauches
atmen können und wo die Atmung am
deutlichsten spürbar wird. Wie fühlt sich
gleichzeitig die Stelle an, die durch das
Hineinfassen nicht „beatmet" werden
kann? Dann loslassen und auf die gleiche
Art weiter rechts davon in den Bauch greifen. Denselben Ablauf wiederholen. Auf
diese Weise gehen Sie im Uhrzeigersinn an
mindestens acht Stellen einmal rund um
den Bauch.

Es breitet sich so eine angenehme Ruhe
und Spannungsfreiheit im Bauch aus. Sie
können wieder unbeschwert durchatmen
und bekommen ein deutliches Gefühl
dafür, wohin eine tiefe Bauchatmung reichen sollte. Viel zu oft atmen wir im Alltag,
vor allem unter Stress und Anspannung
oder bei Schmerzen, zu flach. Entwickeln
Sie ein Gespür fürs richtige Atmen. Beim
zu flachen Atmen einfach kurz einen Moment innehalten und in den ganzen Bauch
tief ein- und wieder ausatmen.

Empfehlenswert sind zudem CD's mit
angeleiteten Entspannungsübungen. Es
gibt davon eine große und vielfältige Aus-
wahl auf dem Markt. Oft stellen auch
Krankenkassen derartige CD's ihren Mit-
gliedern zur Verfügung. Ein Produkt, welches in der Praxis an einem großen Patien-
tenkollektiv entwickelt und erprobt worden
ist, sind die CD's der Reha-Krefeld „Bewusst atmen" und „Stille finden". Sie sind
dort fester Bestandteil der Rehabilitation
von Rücken- und Schmerzpatienten und
haben zudem die obige Übung „Atmung
in drei Stufen" als Grundlage. (siehe Bezugsquellen, S. 93)

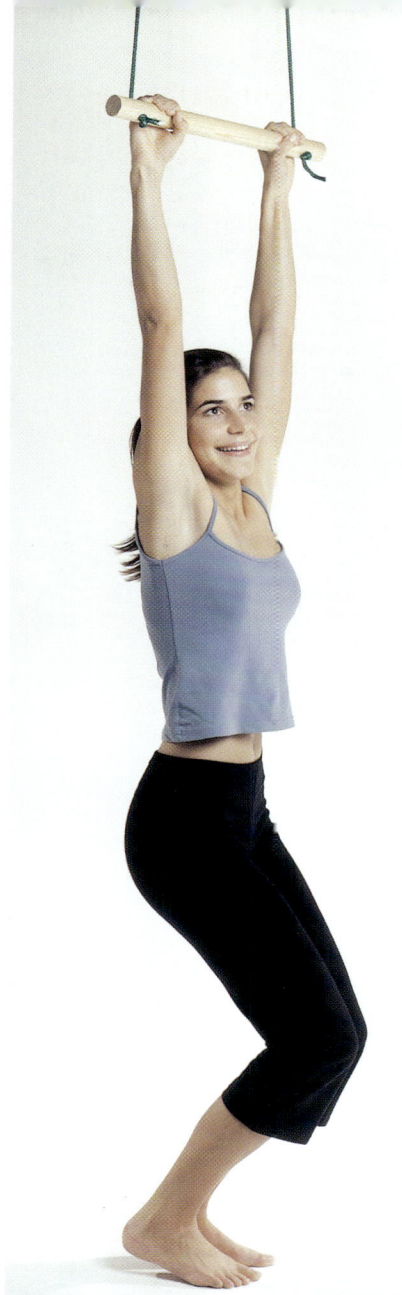

Ein Deckentrapez ist leicht selbst gebastelt.

BEWEGUNG SETZT DEN SCHMERZ SCHACHMATT

Schmerz löst meist eine Angstreaktion aus.
Diese kann Anspannung von Kopf bis Fuß
verursachen. Die Folgen sind beispielsweise Fehlbelastungen. Die Übungen machen den gesamten Körper wieder beweglich und schulen die Koordination. Dies
betrifft sowohl Muskeln, Bänder und Sehnen, als auch die Hüllen und Häute, die
das Nervensystem umgeben.

■ Nervengleiten

Auf einen Tisch oder eine andere hohe
Fläche setzen. Wichtig ist, dass die Unterschenkel frei baumeln können, während
die Oberschenkel zu ca. zwei Drittel aufliegen. Jetzt die Hände hinter den Körper
und die Handrücken auf den Tisch legen.
Den Rücken rund machen und den Kopf
auf die Brust nehmen. Zunächst die Knie
strecken, um auszuprobieren, ob und ab
wo Schmerzen oder ein unangenehmes
Gefühl im hinteren Oberschenkel, im Gesäß oder Rücken entstehen. Die Stellung
der Beine, in der dies auftritt, merken und
die Beine wieder baumeln lassen. Gleichzeitig den Kopf heben und die Knie
strecken – jedoch nie weiter als bis zu diesem Punkt. Der Kopf sollte allerdings, bis er
im Nacken liegt, gehoben werden – so-
weit hier keine Beschwerden bestehen.
Anschließend in umgekehrter Richtung:
Kopf wieder auf die Brust sinken lassen
und Unterschenkel gleichzeitig senken. Die
Koordinierung der Bewegung des Kopfes
und der Beine fällt anfangs etwas schwer.
Es ist wichtig, dass Kopf und Beine gleichzeitig in ihren jeweiligen Endpositionen ankommen. Mit einiger Übung geht das
dann aber wie von alleine. Erweitert wer-

den kann die Übung noch damit, dass die Augen mitbewegt werden, d.h. in Kopf-im-Nacken-Position ganz nach oben und in Kopf-auf-der-Brust-Position ganz nach unten gucken. Dadurch werden nämlich noch die kurzen Nackenmuskeln mit ins Spiel gebracht.

Diese Übung dient v. a. dazu, das Gleiten von Ischias-Nerv und Nervenwurzel in ihren jeweiligen Umhüllungen wieder zu ermöglichen. Es sollte niemals über den Schmerzpunkt hinausgegangen werden. Denn dann absolviert man eher ein Dehnen als ein Gleiten, was einem geschädigten Nerv eher schadet als nützt.

■ Kopf und Becken rollen lassen

Zur folgenden Übung benötigen Sie nichts weiter als einen ganz gewöhnlichen Tennisball und wiederum eine feste und doch angenehme Unterlage: Auf den Rücken legen, der Ball kommt unter den Hinterkopf. Jetzt nicht zu schnelle, kleine Bewegungen mit dem Kopf nach oben und nach unten ausführen. Das Gewicht des Kopfes wird dabei möglichst weitgehend vom Tennisball getragen. Danach bewegt sich der Kopf zur Seite. Dann legen Sie sich auf eine Seite, legen wiederum den Kopf auf den Ball und bewegen diesen erst nach oben und unten, danach vor und zurück. Nun legen Sie sich auf den Bauch und legen Ihre Stirn auf den Ball, um nun erneut kleine Bewegungen nach oben und unten und nach rechts und links auszuführen. Jetzt ist die andere Seite dran. Im Hocken können Sie – falls eventuell vorhandene Beschwerden das zulassen – die Schädeldecke auf dem am Boden liegenden Ball bewegen. Dasselbe wird mit dem Becken geübt, wiederum im Liegen. Der Ball befin-

det sich unter dem Kreuzbein. Diese Übung lässt sich auch im Stehen, mit dem Ball zwischen Kopf bzw. Kreuzbein und Wand, ausführen. Das ist eine geeignete Alternative für zwischendurch, wenn man nicht ungestört ist, etwa am Arbeitsplatz.

■ Balance

Die nächste Übung dient v. a. der Verbesserung der Feinkoordination und Stabilisationsfähigkeit der Rückenmuskulatur. Dazu wird die hobbythek „Universal-Wippe" benötigt, mit nur einem Ball (siehe Seite 40). Zunächst mit beiden Füßen einfach auf das Brett stellen, um ein Gefühl für die Balance zu bekommen. Dazu mit einem Fuß mittig auf das Brett treten und erst dann den anderen daneben stellen. Von dieser Position aus die Füße nach und nach und abwechselnd immer mehr auseinander stellen. Das erhöht die Stabilität. Nicht im Hohlkreuz stehen, sondern ggf. das Becken aufrichten. Jetzt einmal nachspüren, auf welche Weise der untere Rücken die entstehende Positionsveränderung ausgleicht. Mit der Zeit nimmt das Ungleichgewicht durch unbewusste minimale Bewegungen ab. Auf dem Brett bitte nicht leichtsinnig werden, um die Gefahr eines Sturzes zu verhindern.

In der nächsten Trainings-Stufe ein wenig in die Knie gehen und wieder hochkommen oder die Arme vor und zurück bewegen. Später kann beides zusammen versucht werden. Als Variante kann mit einem Partner auch spielerisch ein Ball hin und her geworfen werden. Der nächste Schwierigkeitsgrad besteht im Schließen der Augen.

Wenn das sicher klappt, beginnt wieder die Bewegung. Nun kann gewagt werden, einbeinig auf dem Brett zu stehen, bitte mit offenen Augen zuerst. Die Beine kommen abwechselnd dran. Wenn Sie das beherrschen, können Sie beginnen, das jeweils freie Bein in kleinen, langsamen Bewegungen vor und zurück bzw. hinten und vorne seitlich hin- und herzubewegen. Als nächstes folgt der Einbeinstand mit geschlossenen Augen, was wirklich schon fast an Akrobatik grenzt. Nach oben hin sind also keine Grenzen gesetzt.

■ Beckenbeweglichkeit

In Rückenlage, durch Anspannung der Bauchmuskulatur, die Lendenwirbelsäule auf den Untergrund drücken (Becken aufrichten); durch Entspannen der Muskulatur die Lendenwirbelsäule wieder vom Boden lösen (Becken kippen). Legen Sie dazu ruhig eine Hand unter die Lendenwirbelsäule und kontrollieren, ob sie gedrückt oder entlastet wird. Zehnmal wiederholen.
Im Stand: An die Wand lehnen und zur Kontrolle die Hände auf den Beckenkamm ('Hände in die Hüften stemmen') legen. Stellen Sie sich vor, Sie halten eine Schüssel in den Händen, die Sie erst nach vorne auskippen (Becken kippen) und dann wieder gerade stellen (Becken aufrichten). Zehnmal wiederholen.

MUCKIS, DIE DEM RÜCKEN NUTZEN

Die hier vorgestellten Rückenübungen haben sich bereits in der Rehabilitation und Prävention bewährt und wurden teils in Zusammenarbeit mit Dr. Christiane Wilke von der Deutschen Sporthochschule Köln ausgewählt. Die Wissenschaftlerin warnt außerdem vor einer ganzen Reihe althergebrachter Dehnungs- und Kräftigungsübungen, die nach aktuellem Forschungsstand mehr schaden als nutzen.

Strapazen für den Rücken

Die klassischen **Sit-Ups,** bei denen die Füße festgeklemmt werden und der Oberkörper aus der flachen Rückenlage in Sitzposition gebracht wird, provozieren gerade bei Untrainierten eine zu große Belastung der Lendenwirbelsäule. Trainiert wird vorrangig die Hüftbeugemuskulatur.
Gleiches gilt für das **Klappmesser,** bei dem aus der Rückenlage Hände und Füße der gestreckten Arme und Beine zusammengeführt werden.
Das **Wiegemesser** oder Butterwiegen, bei dem die Partner in Rücken-an-Rücken-Position die Arme ineinander haken und durch Vorbeugung des Rumpfes der eine Partner gehoben wird, überlasten die Lendenwirbelsäule durch die Hohlkreuzstellung.

Unsere Übungen sind so konzipiert, dass sie überall trainiert werden können und zu einem wirkungsvollen Begleiter für Ihre tägliche Gymnastik und Rückenschule werden sollten: Schwache Muskulatur wird gekräftigt und verkürzte Muskulatur gedehnt. Auch an die wichtigen Bauchmuskeln, die den nach hinten gerichteten Zug der Rückenmuskulatur ausgleichen, ist gedacht. Wichtig ist es, regelmäßig zu üben. 15 Minuten täglich sind besser als eine Stunde pro Woche.

■ A wie Aufwärmen

Ein kleines Aufwärmprogramm vor den Übungen kurbelt die Blut- und Sauerstoffversorgung der Muskeln an, die dadurch geschmeidiger, elastischer und weniger anfällig für Zerrungen werden. Außerdem bringt es das Herz-Kreislauf-System so richtig in Schwung.
Vor einer Übungsreihe ist es ein absolutes Muss. Ein „Warm-Up" empfiehlt sich allerdings auch vor schweren Hausarbeiten.

- ■ Hüftkreisen – dabei aber nur Ausschläge nach hinten und zur Seite ausführen. Hula-Hoop-Reifen provozieren eine starke Hohlkreuzhaltung und sind eher nicht geeignet.
- ■ Locker auf der Stelle gehen oder laufen und dabei gleichzeitig mit den Armen schwingen.
- ■ Auf der Stelle laufen und dabei die Knie leicht nach oben bringen, absolutes Maximum: Oberschenkel waagerecht.
- ■ Jonglieren mit mindestens zwei Knautschbällen (siehe Seite 41). Die springen nicht weg, sondern bleiben da liegen, wo sie hingefallen sind.

■ Stärkung

Muskelaufbau und der richtige Muskeleinsatz müssen miteinander im Einklang stehen. Grundsätzlich soll auf Verbesserung der Ausdauerleistung hin trainiert werden. Sie sollen allerdings nicht Bodybuilder werden, sondern Ihre Muskulatur für den Alltag vorbereiten. Dies gilt im Übrigen auch für ein eventuelles Gerätetraining. Entwickeln Sie auch dabei keinen falschen Ehrgeiz. Ohne übertriebenen Leistungsdruck trainiert es sich einfach besser.

Schönere Muskeln an Armen und Beinen sind für uns nur ein Nebeneffekt. Im Mittelpunkt steht die Stärkung der Haltemuskulatur des Rumpfes.

Vorab ein grundsätzlich wichtiges Prinzip, die **Stabilisierung**, welches für die Anwendung aller muskulären Übungen gilt – ausgenommen solche, die direkt die Bauchmuskeln trainieren, z.B. Crunchs: Zu Beginn einer Übung tief Luft holen und normal ausatmen. Nach dem Ausatmen ganz stark den Bauch einziehen. Die Idee dabei ist: den Bauchnabel an die Wirbelsäule zu drücken. Dabei kann noch mehr Luft entweichen. Zusätzlich auch die Beckenbodenmuskulatur anspannen, welche zwischen Schließmuskel und Scheide, rsp. Hoden liegt. Auch diese muss „eingezogen" werden. Es hilft die Vorstellung, ein Vakuum in der Bauchhöhle zu erzeugen. Dies hat übrigens nichts mit Hintern oder gar Schließmuskel zusammenkneifen zu tun, was eher zu Verkrampfung führt. Diese Position behalten Sie nun für die Dauer der ganzen Übung bei. Dabei normal in den Brustkorb weiteratmen. Wenn Sie anfangs zwischendurch trotzdem mal den Bauch entspannen müssen, kann die Übung kurz unterbrochen werden. Mit eben diesem Trick spannt man nämlich die kurzen, für die Stabilisation so wichtigen Rückenmuskeln im Lendenwirbelsäulen- und Kreuzdarmbeinbereich, mit an und aktiviert sie passiv. Sie leisten so bei jeder anderen Bewegung, die ausgeführt wird, Stabilisierungsarbeit und werden bestens trainiert.

■ Bauchmuskulatur

Little-Sit-Ups/Crunch: In Rückenlage Füße aufstellen und Lendenwirbelsäule über Anspannung der Bauchmuskulatur auf den Boden drücken (siehe oben). Arme in Richtung Knie ausstrecken und langsam den Oberkörper „aufrollen", bis die Schulterblätter sich vom Untergrund lösen. Nach zwei Sekunden Oberkörper wieder absenken. Ca. zehn Durchgänge, danach eine Minute Pause und den Zyklus noch zweimal wiederholen. Als Varianten können die Hände auch an den Kopf genommen und die Beine leicht angehoben werden.

Um nicht nur die geraden, sondern auch die schrägen Bauchmuskeln zu trainieren, folgende **Variation** der Übung: Ausgangslage wie oben. Hände an den Kopf nehmen und linkes Bein anheben, so dass ein 90-Grad-Winkel zwischen Rumpf und Oberschenkel entsteht. Dann den Oberkörper schräg aufrollen und sich dabei mit der rechten Hand vom linken Knie abdrücken. Zehn Sekunden halten, dann die Seiten wechseln und fünfmal durchführen. Alternativ kann auch das andere Bein mit angehoben werden oder dynamisches Auf- und Abrollen des Oberkörpers versucht werden.

■ Rückenmuskulatur

In Bauchlage am besten auf eine Gymnastikmatte legen. **Stabilisieren** wie oben beschrieben. Die Hände zur zusätzlichen

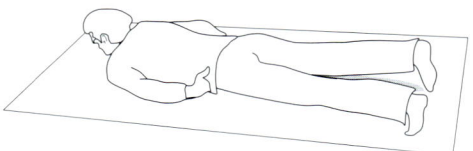

Kontrolle an die Hüften legen. Keinesfalls dürfen die Arme seitlich oder nach oben liegen, sonst helfen sie nur zu gerne unbewusst mit. Zehenspitzen aufstellen und dabei die Stabilisierung halten. Jetzt ganz langsam ein Bein ein kleines Stückchen vom Boden abheben. Wieder absetzen und mit dem anderen Bein das gleiche wiederholen. So lange es geht, immer im Wechsel, trainieren. Wer das gleich zu Beginn schon lange kann, der macht garantiert etwas falsch. Wenn Sie's richtig machen, ist es nämlich wahnsinnig anstrengend, die Stabilisierungsspannung zu halten.

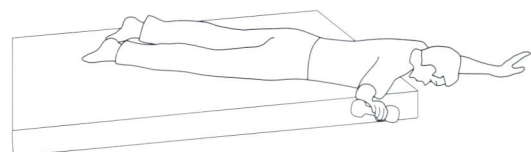

Als **Variation** können in gleicher Ausgangslage auch statt der Beine die Arme benutzt werden. Hierzu ein leichtes Gewicht – z.B. Hantel oder Manschette – von ca. einem halben bis einem Kilogramm in die eine Hand nehmen und sich auf die Ecke vom Bett legen. Nun beide Hände gerade, in Verlängerung des Rückens, ausstrecken. Die Hand, welche das Gewicht hält, nun parallel zum Boden um 90 Grad und wieder zurück bewegen, die andere bleibt gerade ausgestreckt. Das zehn- bis 20-mal wiederholen, dann die Hand wechseln.

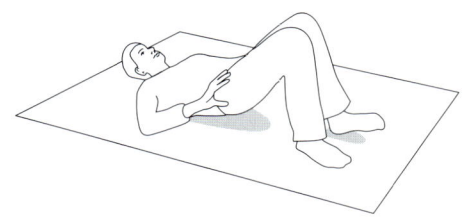

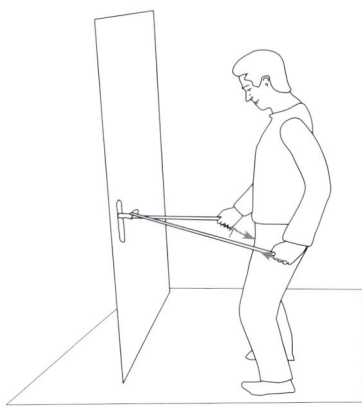

Für die **Rückenlage** gibt es eine ähnliche Übung: Wie gehabt stabilisieren und Hände wieder an die Hüften legen. Dann das Becken abheben, so dass Bauch und Oberschenkel nahezu eine Linie bilden. Jetzt wieder, unter maximaler Stabilisierung (s.o.), die Beine wechselseitig abheben. Wenn die Hüften sich nicht bewegen, ist das ein Zeichen dafür, dass es richtig ist. Achten Sie aber auch hier vordringlich darauf, dass die Spannung der Bauch- und Beckenbodenmuskulatur bleibt. Beide Übungen ca. fünfmal wiederholen. Nutzen Sie jede Gelegenheit, wenn Sie liegen, zum Training.

Rumpf anheben: In Bauchlage die Arme seitlich an den Körper legen. Mit angespannter Gesäß- und Rumpfmuskulatur werden Arme, Hände und Oberkörper ganz leicht angehoben – dabei aber nicht ins Hohlkreuz gehen. Die Position ca. acht Sekunden halten, dann ablegen. Zehnmal wiederholen. Als Variation Hände an den Kopf nehmen oder Arme nach vorne ausstrecken.

Seitenstabilisation: Legen Sie sich auf die rechte Seite und stützen Sie sich auf den rechten Ellenbogen. Das rechte Bein ziehen Sie ganz leicht an. Indem Sie es nun ausstrecken, heben Sie die Hüfte vom Boden ab und sind nur noch auf Fußaußenkante und Ellenbogen gestützt. Halten Sie diese Position, so lange Sie können. Danach dasselbe mit der linken Seite. Zur Steigerung können Sie das obere Bein zehn- bis 20-mal abheben und wieder senken.

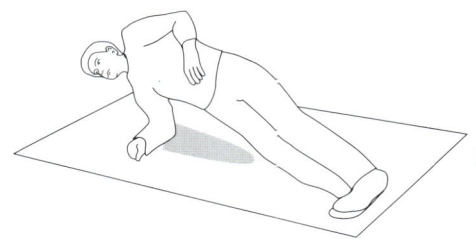

■ **„Fitness-Studio im Taschenformat"**

Bei den vielen wertvollen Hilfsmitteln in der Rückengymnastik, genannt sei hier z.B. der Gymnastikball, soll an dieser Stelle noch kurz auf die Fähigkeiten der Gymnastikbänder eingegangen werden. Es handelt sich dabei um mindestens zwei Meter lange Naturprodukte aus hochflexiblem, reinem Latex, die schon seit langem im Reha-Bereich Anwendung finden. Die Fachwelt lobt sie als „Fitness-Studio im Taschenformat". Tatsächlich sind damit jederzeit eine Vielzahl von Dekontraktionsübungen zum sanften, aber trotzdem effektiven Rücken- und Ganzkörpertraining möglich. Übrigens, einen tollen Tipp hat uns der Kölner Sportwissenschaftler Prof. Dr. Ingo Froböse verraten: Ähnlich gute Eigenschaften haben nämlich auch zwei zusammengeknotete Damenstrumpfhosen der billigsten Sorte. Der Elasthan-Gehalt sollte aber mindestens 20 % betragen.

■ Das Band um eine Türklinke wickeln, die beiden losen Enden in den Händen fest, neben sich auf Hüfthöhe halten. Stabilisieren, um dann in kleinen, nicht zu schnellen Bewegungen, die Hände rechts und links neben den Hüften hin- und zurückführen. Unbedingt die Stabilisierungsspannung halten.

■ Das Band um beide Hände wickeln, die Arme anwinkeln und die Hände fest vor die Brust nehmen. Mit Hilfe der

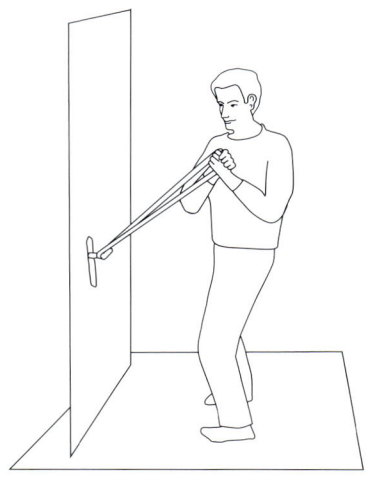

Bauchmuskeln stabilisieren und einen festen Stand einnehmen. Den Oberkörper langsam rotieren lassen, fünfmal zur einen Seite und zur Mitte zurück, dann ist die andere Seite dran. Eine halbe Wendung ist dabei völlig ausreichend.

■ Dehnung

Dehnübungen entkrampfen verspannte und verkürzte Muskelgruppen und beugen Muskelverspannungen vor. Gut gedehnte Muskeln schonen die Gelenke und setzen das Risiko einer Verletzung von Muskeln und Bändern herab. Auch der Stoffwechsel bessert sich.

Rückendehnungen

In Rückenlage beide Füße aufstellen und dann die Knie nach rechts bzw. links bis zum Boden absinken lassen. Um den Effekt zu verstärken, beide Arme schräg seitlich auf der gegenüberliegenden Seite ablegen. Position ca. zehn Sekunden einnehmen und fünfmal pro Seite.

Im Vierfüßerstand, also auf Knien und Handflächen, einen Katzenbuckel machen. Den Rücken dabei so weit es geht nach oben rausstrecken. Danach das Gegenteil: Sich nach unten durchdrücken – wie ein

Hängebauchschwein. Schmerzen dürfen dabei allerdings nicht entstehen. Nach drei Wiederholungen nach hinten auf die Füße hocken. Die Handflächen dabei vorn auf dem Boden lassen, so dass eine angenehme Dehnung im ganzen Rücken entsteht.

Auf den Rücken legen, die Beine zur Brust ziehen und mit den Armen umfassen, so dass der Rücken ganz rund wird. Leicht vor- und zurückschaukeln. Nach zehn Sekunden die Stellung auflösen und Arme und Beine gestreckt ablegen.

Bein- und Podehnung

In Rückenlage beide Beine aufstellen und das rechte so über das linke schlagen, dass der rechte Unterschenkel waagerecht liegt und das Knie nach außen zeigt. Nun das

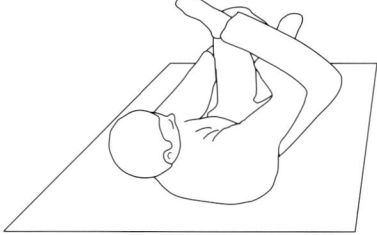

linke Bein abheben. Der Oberschenkel soll senkrecht nach oben zeigen. Mit beiden Händen das linke Bein, nahe dem Knie, umfassen und heranziehen. Dabei ggf. mit dem Oberkörper etwas hochkommen. Gleichzeitig mit dem rechten Ellenbogen das rechte Knie ein wenig weg von sich drücken. So entsteht Spannung in der rechten Pobacke. Diese mindestens 30 Sekunden halten. Anschließend das Bein wechseln.

Für die folgende Übung wird ein längeres Seil benötigt, z.B. ein Hüpfseil. Dieses nun in Rückenlage unter einen Fuß legen. Den Fuß, bei anhaltender Spannung des Seils, in Richtung Zimmerdecke bewegen. Es entsteht Spannung im hinteren Oberschenkel. Mindestens 30 Sekunden halten, dann Seitenwechsel. Variieren Sie, indem Sie zum einen das Seil erst unter den vorderen, dann unter den hinteren Teil des Fußes legen und indem der Fuß einmal ein wenig nach innen, einmal nach außen zeigt. Dies betont die Dehnung verschiedener Muskeln.

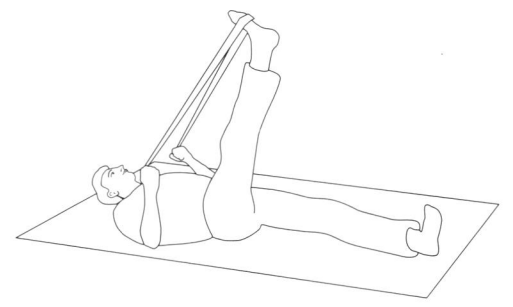

Die Hängestreckliege der hobbythek

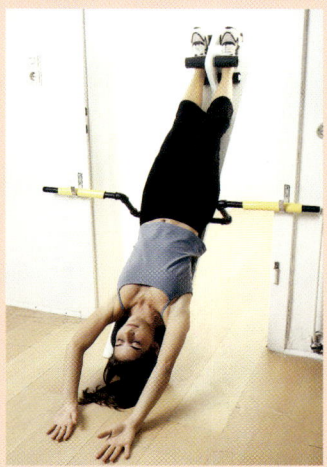

Durch behutsame Armbewegungen kann man sich mühelos in jede gewünschte Neigung bringen.

Außer dem stolzen Preis von nahezu € 250,- gibt es an den handelsüblichen Hängestreckliegen weitere Kritikpunkte. Das tragende Untergestell beansprucht eine Bodenfläche von gut eineinhalb Quadratmetern und trägt den Hauptanteil am Gesamtgewicht von immerhin 35 Kilogramm. Derartige Ausmaße gewähren zwar einen sicheren Stand, setzen allerdings schon eine größere Zimmerecke als „Dauerstellplatz" voraus.

Da wir aber vom Nutzen solcher Konzepte überzeugt sind und sie jedem zugänglich machen wollen, haben wir uns einen praktischen Nachbau ausgedacht. Unsere Hängestreckliege besticht sowohl durch die geringen Materialkosten (ca. € 60,-) als auch durch das Leichtgewicht von nur noch etwa 12 kg, bei gleichzeitig sicherem Stand.

Ein Türrahmen übernimmt hier die Funktion des Gestells. Zur Benutzung wird die Liege mit ihrer Drehachse auf zwei Haken, zu beiden Seiten des Türrahmens, gehängt und schon kann's losgehen.

Zugunsten einer vereinfachten Bauweise müssen allerdings auch bei unserem Modell zwei Nachteile in Kauf genommen werden: Die Liege hat eine maximale Tragkraft von 90 kg (!). Sie ist nur von derjenigen Person nutzbar, für die das Gerät austariert wurde. Sollten Sie also das zulässige Körpergewicht überschreiten bzw. eine individuelle Nutzung für jedes Familienmitglied wünschen, raten wir zum professionellen Modell.

Der Zusammenbau dürfte problemlos gelingen, sollte aber in jedem Fall von einem Fachmann (Schreinerei) überprüft werden.

Die Fichtenholzplatte wird auf Körperlänge plus zehn Zentimeter gekürzt. Das Multiplexbrett erhält mittels 25-Millimeter-Forstnerbohrer drei Löcher, gemäß Abbildung

und wird stehend auf ein Ende der Platte verleimt und mit den vier 100-Millimeter-Schrauben gesichert. Drei Rundhölzer der Länge 25 Zentimeter dienen als Lagerung der Fußfesseln und werden mittig in den Bohrungen verleimt. Je nach Fußform oder Schuhwerk werden zwecks Polsterung kurze Stücke Rohrisolierung, im geeigneten Durchmesser, auf die Hölzer geklebt. Zum bequemeren Liegen wird die Liege mit Teppich beklebt.

Die Drehachse verläuft „durch" den Körperschwerpunkt und ist demzufolge in der Mitte mit einem U-förmigen Bogen versehen. Die acht Gewinderohre, vier Winkel und das Kreuzstück, werden mit

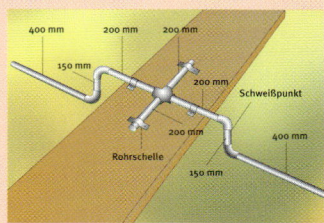

Hängestreckliege Unterseite.

einer Rohrzange, gemäß Abbildung, fest miteinander verschraubt, in Form gedrückt und an den zwölf Verbindungsstellen punktuell verschweißt. Bei dieser Arbeit hilft sicherlich die nächste Schlosserei.

Zum Austarieren wird die Achse an den Enden von zwei umgedrehten Eimern hochgehalten und die Liege in die Vertiefung der Achse gelegt. Legen Sie sich auf die Liege und bewegen die Arme nach vorn und hinten. Die endgültige Position der Achse ist gefunden, wenn Sie dabei in die entsprechenden Richtungen kippen und bei verschränkten Armen die Lage halten. Mit vier Rohrschellen wird die Achse am Brett befestigt.

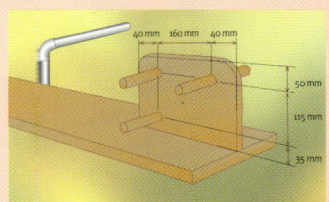

Hängestreckliege Oberseite.

Die Haken werden zu beiden Seiten eines Türrahmens angedübelt, der massiv gemauert sein muss; hohle Klänge beim Klopfen weisen auf ungeeignete Leichtbauweise hin. Der Bodenabstand entspricht der Entfernung Achse-Kopfende, abzüglich zehn Zentimeter. Durch diese tiefe Aufhängung dient der Fußboden als Anschlag und sichert so vor Überschlag. Ein Gummischlauch, der auf beide Seiten der Achse gezogen wird, bremst die Drehbewegungen und schützt die Türrahmenkante.

Bauteile für die Liege:
Platte in Leimholz Fichte 2000 x 300 x 28 mm: Standardprodukt in Baumärkten
Multiplexbrett 200 x 300 x 30 mm; oder 2 Bretter der Stärke 15 mm, verleimen
Rundholz 25 mm Durchmesser
4 Holzschrauben 5 x 100 mm
Rohrisolierung Innendurchmesser ca. 25 mm
Teppich

Für die Drehachse:
4 Gewinderohre (Rohrdoppelnippel) ¾ Zoll x 200 mm
2 Gewinderohre ¾ Zoll x 150 mm
2 Gewinderohre ¾ Zoll x 400 mm
4 Winkel ¾ Zoll 90°
1 Kreuzstück ¾ Zoll
4 Rohrschellen 1 Zoll
8 Holzschrauben 5 x 30 mm

Für die Wandbefestigung:
2 kräftige Universalhaken
4 Schrauben 5 x 60 mm
4 Dübel S8
PVC-Schlauch 1¼ Zoll 600 mm

■ „Die Fledermaus" oder „Sich mal so richtig hängen lassen"

Das Aushängen des Körpers, bei Fixierung der Füße, wird seit langem von Orthopäden und Therapeuten zur Behandlung von vielerlei Rückenbeschwerden eingesetzt. So gilt es beispielsweise als probates Mittel bei Schulterverspannungen und Hexenschuss. Aber auch nach längerem Sitzen, einem Großeinkauf oder Gartenarbeit kann die Überkopflage zur Vorbeugung und als Ergänzung zur Rückengymnastik sinnvoll eingesetzt werden.

Während die bewirkte Traktion (Dehnung) der Rückenmuskulatur und zahlreicher Bänder im Bereich der Wirbelsäule medizinisch belegt ist, muss die viel zitierte Entlastung der Bandscheiben relativiert werden.

Dazu ein Denkmodell: Wird eine lange Teigrolle an einem Ende hochgehalten, wird sie sich nach unten dehnen und schließlich in Handnähe abreißen, da am Aufhängepunkt die Kraft am größten ist. Auch bei Benutzung der *Hängestreckliegen* ist die Entlastung in Bein- und Hüftapparat am stärksten und wird erst nach einigen Minuten wirkungsvoll auf die Bandscheiben übergreifen.

Um einer übersteigerten Durchblutung im Kopfbereich entgegenzusteuern, ist aber anzuraten, die senkrechte Hängeposition nicht länger als 30 bis 60 Sekunden durchzuführen. Es sei denn, es wird nur eine leichte, aber ebenso wirkungsvolle Neigung eingenommen. Fragen Sie Ihren Arzt nach einer sinnvollen Anwendung. Eine völlig andere Art der Traktion lernen Sie übrigens auf Seite 51 kennen.

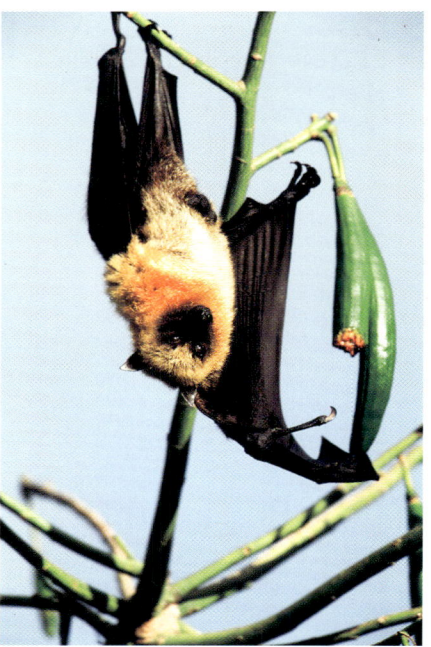

Aushängen tut gut, nicht nur dem Menschen.

DIE KRAFT DER VORSTELLUNG – MENTALES TRAINING

Phantasiereisen ergänzen sämtliche Übungen hervorragend. Dies ist eine Technik, die im Leistungssport weite Verbreitung gefunden hat. Experimente mit Sportlern haben nämlich gezeigt: Sportler, die vom Training aussetzen, aber gleichzeitig im Geiste Spielsituationen, Übungseinheiten und Wettkampfabläufe täglich durchgehen, konnten für sich einen Leistungszuwachs verbuchen, fast so, als hätten sie tatsächlich trainiert. Im Gegensatz dazu hinken solche, die über den gleichen Zeitraum ausgesetzt haben und sich nicht aktiv und konzentriert mit ihrem Sport befasst haben, wirklich hinterher. Sie haben es schwerer nach einer Auszeit, sich wieder einzugewöhnen. Das so genannte Mentale Training wird also gerade von Sportlern gerne genutzt.

Jeder Einzelne kann auf dieses Prinzip zurückgreifen und die Vorstellungskraft einsetzen. Sinnvoll ist es etwa zu überlegen, welche Bewegungsabläufe aus den Übungen sich in alltäglichen Situationen wiederfinden (z. B. Fensterputzen). Wenn Sie trainieren, stellen Sie sich einfach den reibungslosen Ablauf dieser Alltagshandlung vor.

Des Weiteren können Sie Phantasiebilder für Ihre angestrebte Körperhaltung verwenden. Stellen Sie sich beispielsweise vor, dass der oberste Halswirbel, wie ein Korken, auf dem Wasser schwimmt und die übrige Wirbelsäule daran hängt. Es fühlt sich wunderbar leicht an, sich derart frei und unbeschwert zu bewegen. Für mentales Training sind sowohl Entspannungs- als auch Trainingsübungen geeignet. Wichtig ist es, die tatsächliche Haltung fachkundig korrigieren zu lassen, damit sich keine falschen Vorstellungen festsetzen.

Körperfernes Heben führt zu einer übermäßigen Verlagerung des Gallertkerns der Bandscheiben.

Durch mentales Training, in Verbindung mit tiefer Entspannung, lassen sich unter Umständen auch Schmerzen lindern. Hierzu muss erst einmal Klarheit bestehen, welche Qualität die Schmerzen haben. Werden sie eventuell als hämmernd oder als bohrend erlebt? Sie können sich dann z. B. immer wieder vorstellen, wie das Hämmern nach und nach schwindet, wie der Lärm einer Baustelle, die man passiert. Diese Techniken können allerdings tiefgreifende Gefühle auslösen. Dann ist es ratsam, sie mit Hilfe eines Therapeuten durchzuführen, der einen auf diesem Weg unterstützt.

Es sollten sich stets positive Bilder vergegenwärtigt werden. Denken Sie also an das, was Sie gerne erreichen möchten. Geduld ist ein guter Berater. Gerade bei Problemen, die schon längere Zeit bestehen, kann es dauern, bis alte Muster geändert werden können.

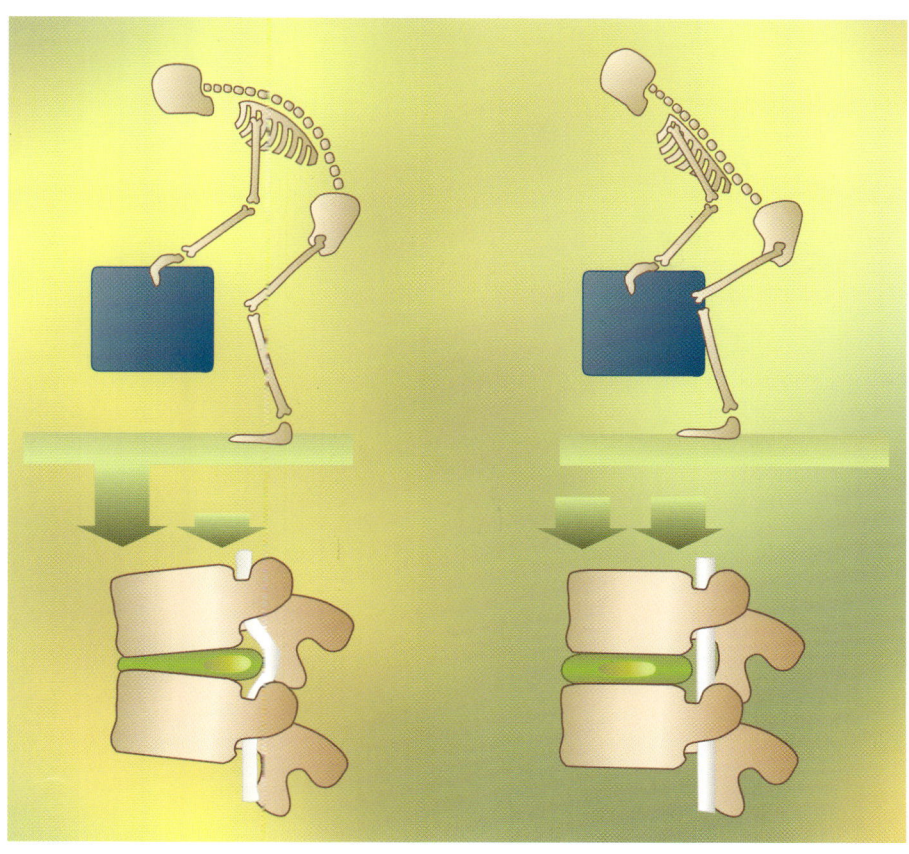

Zunächst etwas „orientalische" Physik: Ein Fakir kann deshalb so bequem auf einem Nagelbrett liegen, weil viele Nagelspitzen eine große Auflagefläche bilden. Die Last kann sich verteilen. Die Gewichtsverteilung pro Fläche – auch punktuelles Gewicht bzw. Druck genannt – ist verhältnismäßig gering. Die Auflageflächen der Bandscheiben im Lendenbereich entsprechen in Form und Größe eines längs halbierten Hühnereis. Sie tragen die komplette Last des Körpers. Die punktuellen Gewichte können daher leicht das eigene Körpergewicht übertreffen.

Bei Übergewicht und körperfern getragenen Lasten verlagert sich der Druck auf die Vorderkanten von Wirbelknochen und Bandscheiben. Dieser kann sich jetzt sogar dem eines Kleinwagens nähern.

Genehmigt durch die Ethikkommission der Landesärztekammer Baden-Württemberg wurde 1997 einem freiwilligen Arzt eine Messsonde in eine untere Bandscheibe implantiert. „Vor Ort" wurden folgende durchschnittliche Druckbelastungen ermittelt:

– Liegen auf dem Rücken   20 kg
– Liegen auf der Seite   25 kg
– Entspanntes Stehen   100 kg
– Stehen mit 5-kg-Übergewicht   130 kg
– Stehen, vorgebeugt   220 kg
– Aufrechtes Sitzen   90 kg
– Sitzen, vorgebeugt   170 kg
– Lässiges Sitzen   50 kg
– körpernahes Heben von 20 kg 340 kg
– Heben von 20 kg, vorgebeugt   500 kg

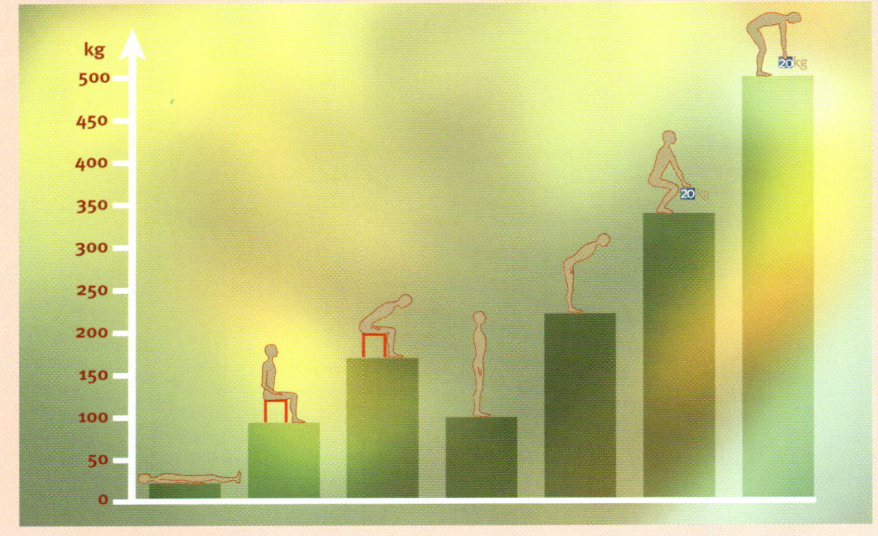

KLEINER BEWEGUNGSKNIGGE

Schenken Sie jeder Bewegung die volle Aufmerksamkeit. Machen Sie sich klar, was Sie tun wollen und wie viel Kraft diese Verrichtung ungefähr benötigen wird bzw. welche Teile Ihres Körpers Sie zu deren Durchführung einsetzen wollen. „Ich mach mal eben schnell…" gilt ab heute nicht mehr.

Vor jeder Bewegung, bei der die gerade, aufrechte Körperachse nicht mehr eingehalten wird, stets den Rücken mit Bauch und Beckenboden, wie auf Seite 30 beschrieben, stabilisieren. Das ist etwa der Fall bei der Neigung zur Seite, beim Vor- oder Zurückbeugen. Hier sind bereits minimale Abweichungen gemeint, gerade beim Tragen oder Heben schwerer Lasten. Ein Hohlkreuz sollte immer vermieden werden. So kann die Lendenwirbelsäule optimal Belastungen aushalten. Wie stark Sie diese generell belasten können, hängt von den aktuellen Beschwerden ab.

◼ Aufs richtige Heben kommt es an

Mit dem Heben von Lasten ist stets eine Belastung für die Wirbelsäule verbunden. Wer das falsch angeht, bei dem sind Rückenbeschwerden vorprogrammiert. Der Ungeübte neigt dazu, die vergleichsweise schwachen Rückenmuskeln zu nutzen und nicht, was besser wäre, die kräftige Beinmuskulatur. Optimal wäre es, den ganzen Körper einzusetzen.

Blitzschnell in den Rücken fahren kann das falsche Heben v.a. bei geschwächter, überdehnter oder verkürzter Muskulatur, Muskelverspannungen und Verschleißerscheinungen an der Wirbelsäule. Auslöser können dabei sein:

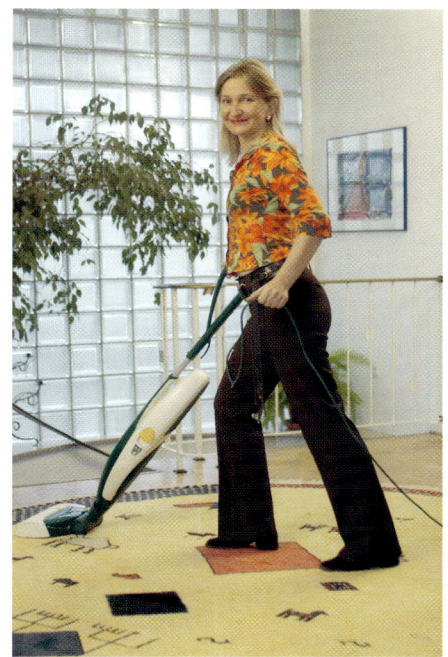

Nehmen Sie eine kleine
Schrittstellung ein,
so dass der Rücken mit dem
hinteren Bein eine gerade
Linie bildet.

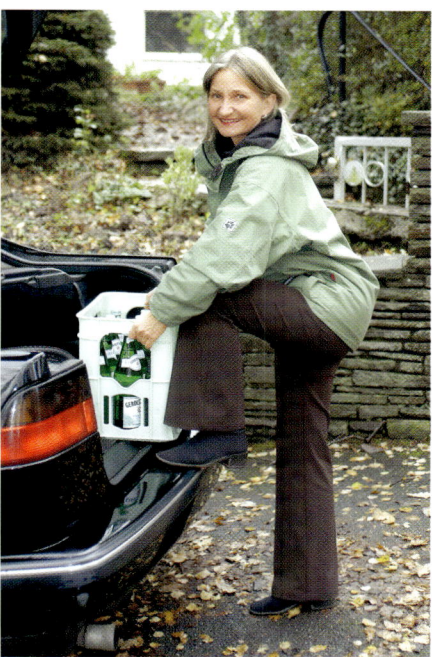

Wenn Sie nicht anders können,
als aus dem Rücken zu heben
bzw. sich herunterzubeugen,
nutzen Sie Hilfestellung,
um sich abzustützen und den
Rücken zu entlasten.

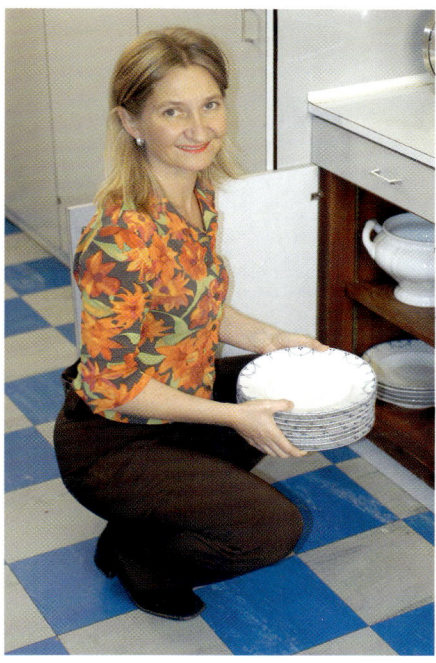

Hinknien ist besser als Bücken.

- eine falsche Hebetechnik, z.B. Drehbewegungen beim Anheben
- Anheben eines unerwartet schweren Gegenstands
- schwere Gegenstände vom Körper entfernt anzuheben, etwa beim Ausladen des Kofferraums

Grundsätzlich ist die Belastung – vornehmlich der Lendenwirbelsäule – umso geringer, je weniger der Rumpf vorgebeugt wird und je näher die Last am Körper getragen wird. Denn auch beim Heben, Tragen und Bücken ist die Wirbelsäule in ihrer physiologischen Stellung zu stabilisieren, damit die Belastung gleichmäßig auf die Bandscheiben verteilt wird.

■ Tipps für das richtige Heben

Körper möglichst nahe und frontal an den Gegenstand nähern. Die Füße sind mindestens hüftbreit mit der ganzen Fußsohle aufgesetzt. Beine bis maximal 90 Grad beugen. Noch tiefere Kniebeugen stellen ein Risiko für die Knorpelabnutzung dar. Den Oberkörper durch Kippen des Beckens leicht nach vorne neigen. Die

Hände umfassen mit gestreckten Armen die Last. Prüfen Sie, ob die Last überhaupt gehoben werden kann.

Frauen verfügen von Natur aus über weniger Muskelmasse und sind durch eine mögliche Gebärmuttersenkung besonders gefährdet. Arbeitsmediziner haben Grenzlasten in Abhängigkeit von Geschlecht, Verfassung und Tragedauer festgelegt: Ein normal leistungsfähiger Mann kann danach z. B. maximal eine Stunde, über den Tag verteilt, 40 kg heben und tragen; eine Frau nur die Hälfte. Bei mehr als sechs Stunden sind es nur noch sechs bzw. zweieinhalb Kilogramm (nach Köck).

Anspannen der Rumpfmuskulatur, um die Wirbelsäule zu stabilisieren (siehe Seite 30). Die Last vorsichtig und keinesfalls ruckartig, durch Strecken im Hüft-, Knie- und Sprunggelenk, anheben. Unterstützend wirkt bewusste Atmung, d. h. erst tief ein- und unmittelbar vor der stärksten Anstrengung, dem Anheben, ausatmen. Das Absetzen der Last geschieht in umgekehrter Reihenfolge.

Wenn Sie häufig schwere Lasten heben müssen, bei Rückenschäden oder bereits zur Vorbeugung, empfehlen wir *elastische Rückenstützgurte* aus der Apotheke. Diese liegen mittels Klettverschluss eng an der Taille an und können über oder unter der normalen Kleidung getragen werden. Sie stützen den Rücken ab und sorgen zudem für eine gesunde Wärme.

DIE ÄUSSERE HALTUNG IST EIN SPIEGEL DER INNEREN

Um seinen Alltag dauerhaft anders zu gestalten, bedarf es einer gewissen inneren Haltung und Aufrichtigkeit gegenüber sich selbst. Versuchen Sie herauszufinden, was Ihnen gut tut und was nicht. Was sind die „Kleinigkeiten" im Alltag, die Sie ärgern? Wofür machen Sie sich krumm, verbiegen Sie sich? Welche Dinge bereiten Ihnen Freude, welche nicht? Was halten Sie trotzdem aus, vielleicht weil Sie meinen, Sie müssten es, vielleicht weil Sie es (im Augenblick) tatsächlich noch müssen? Haben Sie auch gelernt, dass man sich nicht so anstellen soll, ja dass man so etwas einfach erträgt. Möglicherweise gibt es mehr Spielraum, als Sie sich zugestehen. Auf diesem Gebiet zu experimentieren kann richtig Spaß machen.

■ Übung zur Aufmerksamkeit

Erstellen Sie eine Liste mit Ihren alltäglichen Arbeiten, Erledigungen, Besorgungen. Scheuen Sie sich nicht einfache, „normale" Dinge mitzuzählen, Dinge, die Sie „schon immer" getan haben. Was machen Sie im Lauf der Woche so alles? Welche Tätigkeiten leisten Sie für andere, welche nur für sich? Nehmen Sie sich einen Stundenplan, wie früher in der Schule, und tragen Sie alles minutiös darin ein. Wie steht es um die Pausen?

Auf diese Weise erhalten Sie ein realistisches Abbild Ihrer alltäglichen Leistungen. Sichtbar wird auch, wo Sie selbst zu kurz kommen. Sie erinnern sich: Überforderung, Stress oder aber nervtötende Monotonie finden häufig ihren körperlichen Ausdruck in Rückenbeschwerden.

Perfektes Stehen und Sitzen: der Rücken dankt

AUS DEM STAND INS GLEICHGEWICHT

Ein natürlicher Wechsel von Stehen, Sitzen und Bewegen ist das Beste für einen gesunden Rücken.

Im Stand eine gute Haltung einzunehmen, verteilt das Gewicht optimal auf die einzelnen Gelenke der Wirbelsäule. So werden auch die Gelenkflächen gleichmäßig belastet. In dieser Balance bildet die Wirbelsäule weder einen Buckel noch ein Hohlkreuz, sondern bleibt in ihrem naturgegebenen Verlauf. Die Muskulatur zeigt dann einen nur minimalen Spannungszustand.

Eine gesunde Haltung fördert ganz nebenbei die Lungen- und Verdauungsfunktion. Mit Hilfe eines Spiegels erkennt jeder leicht, woran es möglicherweise hapert. Hierauf sollte besonderes Augenmerk gelegt werden:

■ Das Kinn darf weder eingezogen noch vorgestreckt sein;

■ der Kopf ist gerade, der Hals gestreckt;
■ die Schultern sind auf gleicher Höhe und gesenkt;
■ gerader Rücken in natürlicher Doppel-S-Form;
■ die Hüften bilden eine horizontale Linie;
■ ein leicht aufgerichtetes Becken;
■ Bauch und Gesäß sind eingezogen;
■ die Knie sind nicht durchgestreckt, sondern leicht gebeugt;
■ die Füße stehen parallel und leicht nach außen gedreht.

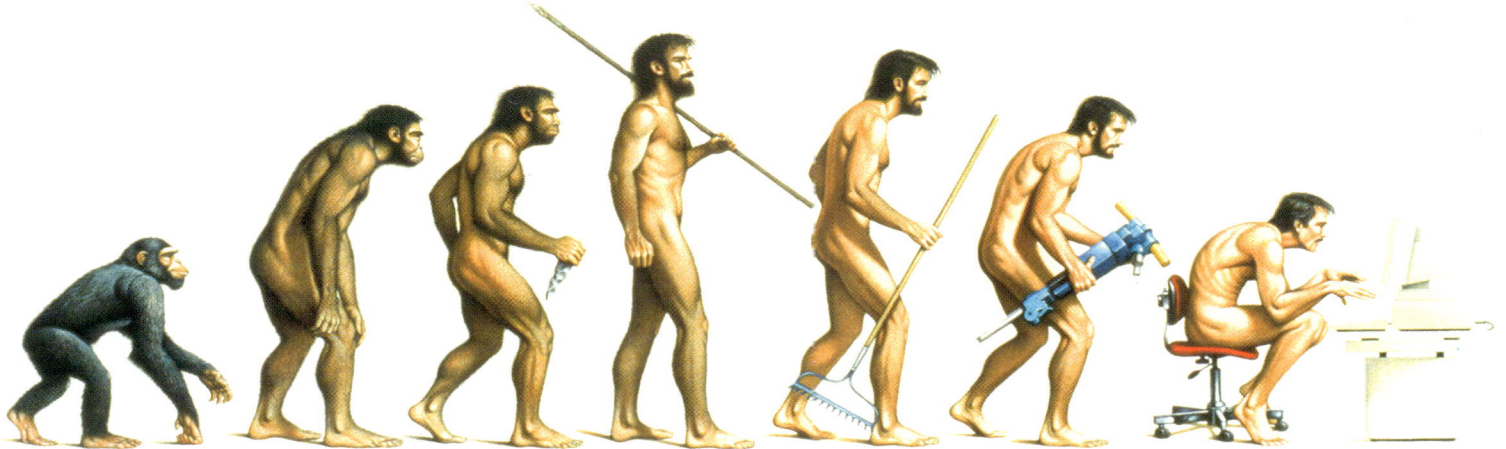

Entwicklungsgeschichtlich hat uns der Schritt auf zwei Beinen durchs Leben zu gehen dahin geführt, wo wir heute stehen bzw. sitzen.

Alles im Lot

Einen guten Test zur Überprüfung der Haltung kann der Partner mit einem Lot durchführen. Dazu wird eine körperlange Schnur am unteren Ende mit einem kleinen Gewicht (Flasche) versehen und seitlich bzw. hinten an den Körper gehalten:

– Seitlich gesehen verläuft die Schnur vom Ohr entlang, zum Schultergelenk, Lendenwirbelsäule, Hüftgelenk, bis hin zu den Fußknöcheln.
– An der Rückseite verläuft das Lot von der Kopfmitte entlang der Wirbelsäule zum Steißbein.

■ Training fürs Stehvermögen

Aufrecht korrekt zu stehen gelingt in feiner Abstimmung zwischen einer Stabilität und dem Ausbalancieren des Körperschwerpunktes oberhalb der Füße. Dass es sich dabei um einen aktiven Vorgang handelt, merkt, wer sich einmal mit geschlossenen Augen auf ein Bein stellt. Die dabei spürbaren, minimalen Korrekturbewegungen sind charakteristisch für die aufrechte Körperhaltung. Zu „stehen" bedeutet ein labiles Gleichgewicht einzunehmen. Es muss permanent neu gefunden werden und ist niemals statisch.
Gleichgewichtsübungen erfüllen diesen Zweck.

■ Balancieren auf einer Linie oder Bordsteinkante.
■ Wippen auf der Universal-Wippe der hobbythek (siehe Seite 28).

Bei diesen Übungen machen auch die Kinder gerne mit. Kinderärzte beklagen nämlich bereits bei den Schuleingangsuntersuchungen, dass viele es nicht mehr schaffen, frei zu balancieren. Aber auch Menschen, die häufig unter Schwindel leiden, erfahren durch Übungen für die Balance eine deutliche Linderung. Sie schulen den Gleichgewichtssinn.

■ Übungsprogramm für den aufrechten Gang

Dieses Training verbessert nach und nach die Haltung.
Als Ausgangsposition die Füße in Hüftbreite auseinander stellen. Zwischendurch überprüfen, ob jedes Körperteil in der richtigen Position ist und die Übungen mehrfach am Tag wiederholen.

Die Universal-Wippe der hobbythek

Unsere Wippe eignet sich ideal zum Trainieren des Gleichgewichtssinns, zur Verbesserung der Körperhaltung im Stehen und als dynamische Fußbank zur abwechslungsreichen Beanspruchung der Muskulatur.
Die Wippe besteht aus einer kreisrunden Multiplexscheibe mit 40 Zentimeter Durchmesser und 15 Millimeter Stärke. Als „Drehachse" verwenden wir einfache Tennisbälle, die den Vorteil haben, leicht zu federn, den Fußboden nicht zu beschädigen und der Wippe einen rutschsicheren Stand zu verleihen.

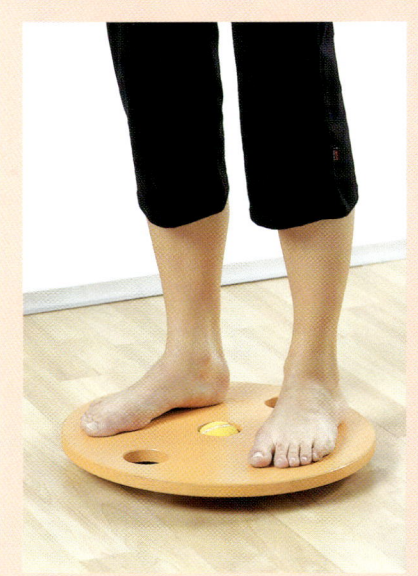

Damit die Bälle sicher in der Scheibe gelagert sind, müssen noch drei Löcher, im Durchmesser von etwa fünf Zentimeter, ausgesägt werden, am besten mit einem Lochsägeaufsatz für die Bohrmaschine. Zeichnen Sie hierzu auf der Scheibe eine Linie, die durch den Mittelpunkt führt. Die Mittelpunkte der Löcher befinden sich nun sowohl im Scheibenmittelpunkt als auch jeweils im Abstand von sechs Zentimetern vom Scheibenrand. Befinden sich die Bälle außen, haben Sie eine konventionelle Wippe. Mit einem Ball in der Mitte kann sogar in alle Richtungen balanciert werden.

Die hobbythek Universal-Wippe verbessert die Feinkoordination und stabilisiert die Rückenmuskulatur.

Füße:

- Kippen Sie den Körper leicht nach hinten und vorne, so dass sich das Körpergewicht auf die Fersen und Ballen verlagert.
- Stellen Sie die Füße abwechselnd auf einen Knautschball und massieren damit die Fußsohlen. Stehen Sie jetzt sicherer und großflächiger auf dem Boden?

Hüften:

- Halten Sie Ihr Becken in einer aufgerichteten, also leicht hochgekippten Position (siehe Seite 29) und spannen Sie die Bauchmuskeln an. Atmen Sie dabei aus. Nach einigen Wiederholungen lösen Sie die Spannung ein wenig, wobei der Bauch noch leicht eingezogen bleibt.
- Die Beine werden so gedreht, dass Knie und Zehen nach außen zeigen. Danach drehen Sie sie nach innen. Schließlich bringen Sie die Beine wieder in die Grundstellung. Dreimal wiederholen.

Oberkörper:

- Ziehen Sie für drei Sekunden die Schultern kräftig nach oben. Dann wieder entspannen.
- Die Schultern abwechselnd nach hinten ziehen, dass sich die Schulterblätter berühren und nach vorne ziehen und dabei den Rücken rund machen.

Kopf:

- Den Hals ganz lang machen, als ob Sie jemand am Schopf senkrecht nach oben zieht; zur Erweiterung gleich-

Der Flaschentrick – Knautschbälle selbst gemacht

In der Apotheke und in Sanitätsgeschäften gibt es spezielle Igelbälle. Diese Tausendsassas sind hervorragend sowohl zur Rücken-, Nacken-, Hand- und Fußmassage als auch zum rückenkräftigem Jonglieren geeignet. Allerdings sind sie verhältnismäßig teuer und nur in Standardgrößen erhältlich.

Die hobbythek empfiehlt, solche Bälle einfach selbst herzustellen: Einfach einen stabilen Luftballon nehmen und mindestens 150 Gramm Kichererbsen oder andere kompakte Hülsenfrüchte prall einfüllen. Kichererbsen eignen sich besonders gut, weil die Form

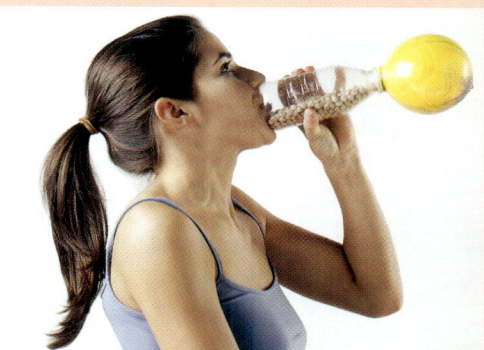

vergleichsweise eckig und kantig ist und dadurch eine genoppte Balloberfläche entsteht. Sie können es aber auch mit Reis, Getreide o. ä. versuchen.

Da das Füllen mit größeren Mengen einer einzelnen Person ziemliches Geschick abverlangt, hier ein kleiner Trick, damit es garantiert klappt. Nehmen Sie eine kleine Kunststoffflasche mit möglichst großer Öffnung und bohren Sie in den Flaschenboden ein etwa acht Millimeter großes Loch. Dann füllen Sie die Flasche mit

Igel- bzw. Knautschbälle lassen sich ohne großen Zeit- und Kostenaufwand leicht selbst herstellen.

den Kichererbsen und stülpen den Ballon über den Flaschenhals. Nun halten Sie die Flasche waagerecht und pusten durch das Bodenloch den Ballon etwa faustgroß auf. Anschließend wird die Flasche einfach nach unten gekippt und alle Erbsen kullern in den Ballon.

Den gefüllten Ballon abziehen und den überflüssigen Hals abschneiden. Zum Schluss noch einen zweiten Ballon in der Gegenrichtung drüberziehen, damit die Erbsen nicht wieder herausrutschen.

zeitig leicht in den Knien nachgeben und das Becken wieder aufrichten.

- Lassen Sie den Kopf zurückfallen, so dass das Kinn dabei nach oben gestreckt ist. Führen Sie beide Übungen dreimal im Wechsel aus.

■ Im Alltag gut stehen

Schon wenige Tipps und Tricks können helfen, sich im Alltag einen rückenschonenden Stand zu verschaffen. Daher sollten vor allen Dingen Hausgeräte und Einrichtungsgegenstände so ausgewählt und genutzt werden, dass der Oberkörper stets in aufrechter Position stehen kann:

- Stützen Sie sich gelegentlich mit gebeugten Knien an den Unterschränken und mit der Hüfte am Arbeitsplattenrand ab.
- Setzen Sie abwechselnd Ihre Füße auf einen umgedrehten Eimer, um Rücken und Beine zu entlasten. Dasselbe leistet übrigens die so genannte Fußreling in Bars und Kneipen (Treseneffekt).
- Das tiefe Küchenspülbecken lässt sich durch das Auflegen einer größeren Waschschüssel leicht höher legen. Für Tätigkeiten, die einen hohen Kraftaufwand benötigen (z. B. Teigkneten), eignen sich niedrigere Arbeitshöhen von etwa 30 Zentimeter unter Ellenbogenhöhe.
- Wird die Getränkekiste auf eine leere Kiste und der Wäschekorb auf einen

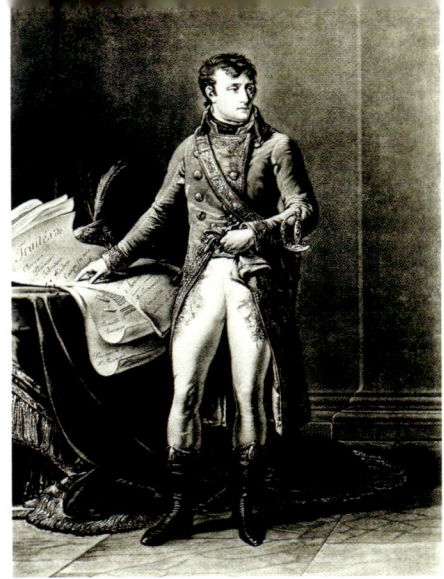

Stehpulte wurden bereits von Napoleon benutzt. Heute ist das rückenfreundliche Möbel leider in Vergessenheit geraten.

Hocker gesetzt, bleibt Ihnen das Bücken erspart. Die Wäscheleine bringen Sie so hoch an, dass Sie mit Ihren Armen bequem hochgreifen können, ohne dazu die Schultern heben zu müssen.
- Stellen Sie das Bügelbrett so ein, dass sich die Bügelfläche etwa zehn Zentimeter unter Ellbogenhöhe befindet und wechseln Sie zwischendurch das Standbein.
- Eine selbst gebaute, höhenverstellbare Stehhilfe à la hobbythek (s. u.) verbessert die Durchblutung der Beine. Bei längerem Stehen wird nämlich das Gefäßsystem belastet, weil sich das Blut in den Beinvenen staut. Sie können so das Blut nicht mehr aktiv zurückpumpen.

Die Stehhilfe für Bastler

Die von uns konstruierte Stehhilfe ist höhenverstellbar, fahrbar und besitzt eine nach vorne neigbare Sitzfläche zur optimalen dynamischen Vorkippung des Beckens. Damit ist sie den meisten handelsüblichen Modellen weit überlegen, was für den Preis ohnehin gilt.

Für den Nachbau benötigen Sie:
- Einen ausrangierten fahrbaren Bürostuhl mit einem Fußkreuz aus Metall (z. B. Trödelmarkt).
- Metallrohr mit einem Innendurchmesser von ca. 30 mm.
- Fahrradsattel, vorzugsweise mit Gel- oder Luftfüllung.
- Sattelstütze der Länge 35 cm samt Sattelklobe.
- Flügelschraube M8 x 40 mm.

Zunächst muss das Fußkreuz vom Stuhl getrennt werden. Dazu werden in der Regel seitlich oder an der Unterseite Schrauben gelöst. Eine Schlosserei in der Nähe kann helfen.

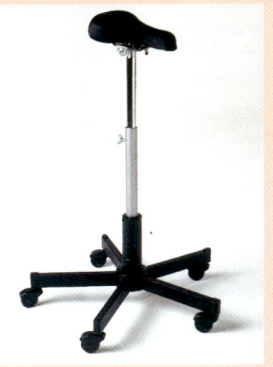

In die Mitte des Fußkreuzes wird nun das Metallrohr gesteckt und an mehreren Punkten verschweißt. Das obere Rohrende muss einen Fußbodenabstand von etwa 55 Zentimetern besitzen.
Etwa fünf Zentimeter vom oberen Rohrende wird ein M8-Gewindeloch geschnitten, in das die Flügelschraube gedreht wird.
Die Sattelstütze wird mit mehreren Arretierungslöchern im Durchmesser von neun Millimetern, versehen, ins Rohr gesteckt und mit der Flügelschraube in der gewünschten Höhe gehalten.
Der Sattel wird üblicherweise mittels Klobe befestigt. Er sollte vorzugsweise leicht nach vorne gekippt sein.

Ein maßgeschneidertes Stehpult sollte so hoch sein, dass Sie im geraden Stand bequem die Ellenbogen darauf abstützen und die Unterarme ablegen können. Eine leichte Plattenschräge von etwa 20 Grad schont die Halswirbelsäule, da der Kopf beim Lesen oder Schreiben weniger nach vorne geneigt werden muss.

Für ein *frei stehendes Stehpult* benötigt man:
- Holzplatte 500 x 500 x 20 mm
- Kantholz, Querschnitt 35 x 35 mm
- Holzschrauben 5 x 60 mm, Holzleim

Die Länge der beiden Vorderbeine entspricht dem Abstand vom Fußboden zum Ellenbogen, die Hinterbeine sind etwa 15 Zentimeter länger. Achten Sie beim Absägen darauf, dass jeweils ein Kantholzende im 20-Grad-Winkel abgeschrägt ist.
Nachdem die Beine an die Eckbereiche der Platte mittels Leim und Schrauben befestigt wurden, müssen möglicherweise die Beinlängen am unteren Ende korrigiert werden.
Die seitlichen Beinpaare erhalten Querverstrebungen auf mittlerer Höhe. Die Verstrebungen an der Vorder- und Rückseite verlaufen mit 15 Zentimetern Bo-

denabstand, aus Stabilitätsgründen versetzt, und übernehmen zusätzlich die Funktion einer Fußreling.
Versehen Sie zum Schluss die Unterkante der Pultplatte mit einem Kantholz, das die aufgelegten Gegenstände am Heruntergleiten hindert.

Da ein frei stehendes Stehpult relativ viel Raum benötigt, stellt ein Platz sparendes Wandpult eine gute Alternative dar. Dieses hat außerdem den Vorteil, dass es sich durch seine Höhenverstellbarkeit individuell an jede Körpergröße anpas-

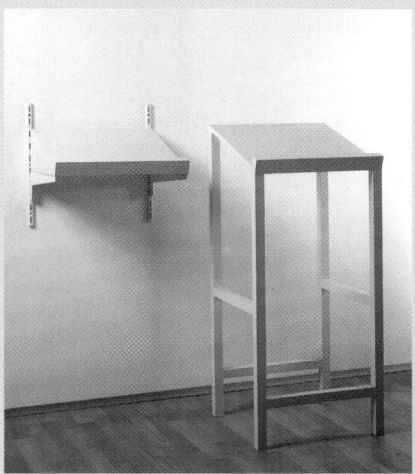

sen und sogar als gewöhnlicher Tisch nutzen lässt.

Für ein *Platz sparendes Wandpult* benötigt man:
- Pultplatte mit „Rutschbremse", wie oben beschrieben
- Holzbrett 470 x 150 x 20 mm
- 2 Einloch-Wandschienen der Länge 500 mm aus dem Regalbereich
- 2 dazugehörige Tragarme der Länge 480 mm
- Holzschrauben 5 x 60 mm, Holzleim, Dübel S8

Zur Erzielung der 20-Grad-Plattenneigung wird die Pultplatte auf zwei dreieckige Seitenteile geschraubt, die man erhält, wenn man das kleinere Brett diagonal durchsägt. Die Tragarme werden an den Unterseiten der Seitenteile befestigt. Achten Sie beim Kauf der Tragarme darauf, dass sich diese nur in der Senkrechten einhängen lassen. Müssen diese nämlich gekippt eingesetzt werden, kann das aufgeschraubte Pult die Befestigung blockieren.
Die Wandschienen werden senkrecht parallel nebeneinander an die Wand gedübelt, wobei das untere Ende etwa 70 Zentimeter Bodenabstand haben sollte.

■ Überkopfarbeiten gehen meist mit einer Hohlkreuzbildung einher. Benutzen Sie besser eine Leiter.
■ Stehpulte wurden bereits von Napoleon und Peter dem Großen benutzt.

Obwohl ihre Nutzung viel rückenfreundlicher ist, als das ewige Sitzen, sind sie leider in Vergessenheit geraten. Telefonate oder Schreibarbeiten können an diesem Möbel wunderbar

erledigt werden. Ein gesunder Steh-Sitz-Wechsel wird möglich. Wir empfehlen den einfachen Selbstbau. Idealerweise wird das Stehpult der Körpergröße angepasst.

SITZEN IST NICHT GLEICH SITZEN

Obwohl wir schon seit über 4.000 Jahren auf Stühlen sitzen, befassen sich Forscher erst seit dem 19. Jahrhundert mit diesem Phänomen: Ergebnisse des schwedischen Wissenschaftlers Prof. Alf L. Nachemson, wonach das Sitzen einen um 40 % höheren Druck in den Bandscheiben erzeugt als Stehen, haben sich seit den 1960er Jahren hartnäckig gehalten, konnten aber durch moderne Messmethoden klar widerlegt werden. Heute weiß man, dass hinsichtlich der Druckbelastungen Sitzen eher schlechter ist als Stehen. Lehnt man sich jedoch beim Sitzen nach vorn, wird die Belastung extrem. „Klebt" man außerdem zu lange am Stuhl, können auch die Bauchmuskeln erschlaffen und die Atmungs- und Verdauungsorgane eingeklemmt werden.

In Zeiten, in denen Sitzberufe vorherrschen, macht es also Sinn, sich eine rückenschonende Sitzposition anzueignen, bei der die Wirbelsäule sich in ihrer physiologischen Form befindet:

- auf den hinteren Stuhlbereich setzen, damit der Körperdruck auf Gesäß und Oberschenkel verteilt ist
- aufrecht, im Lot sitzen, das Becken leicht nach vorne gekippt
- die Schultern werden locker nach unten gezogen
- der Kopf ist gerade und nicht nach vorne gestreckt
- die Sitzhöhe ist so gewählt, dass die Knie etwas tiefer liegen als die Oberschenkel (offener Sitzwinkel)

- Füße dürfen nicht herunterhängen, sondern müssen hüftbreit entspannt auf dem Boden stehen (ggf. einen Hocker drunterstellen)
- Unterarme und Hände lassen sich bequem auf der Tischoberfläche aufstützen

Erst aktives und dynamisches Sitzen trainiert und beansprucht die Muskulatur, verteilt die Gewichtsbelastung gleichmäßig und abwechselnd auf die gesamten Bandscheibenflächen und fördert durch die permanente Be- und Entlastung die Versorgung mit Nährflüssigkeit.
Regelmäßige Änderung der Sitzhaltung kann dem entgegenwirken.

- einen Fuß auf den Stuhl setzen
- die Beine übereinanderschlagen und regelmäßig wechseln, da sonst die Wirbelsäule verdreht wird
- die Beine auf den Tisch legen
- auf der Vorderkante des Stuhls sitzen
- sich locker nach vorne beugen (Kutscherhaltung)
- sich mit den Ellenbogen auf die Tischplatte stützen
- in eine weit zurückgelehnte Sitzhaltung wechseln. Mittels der Rückenlehne den Wechsel zwischen dynamischem und unterstützendem, d.h. entspanntem Sitzen ermöglichen
- ab und zu „rückwärts" auf den Stuhl setzen und sich vornüber anlehnen

Längere Sitzphasen sollten unbedingt durch Bewegung unterbrochen werden. Arbeitsmediziner raten daher zu variablen Sitz- und Stehgewohnheiten über den ganzen Tag verteilt: 50 % sitzen, 25 % stehen, 25 % gehen.

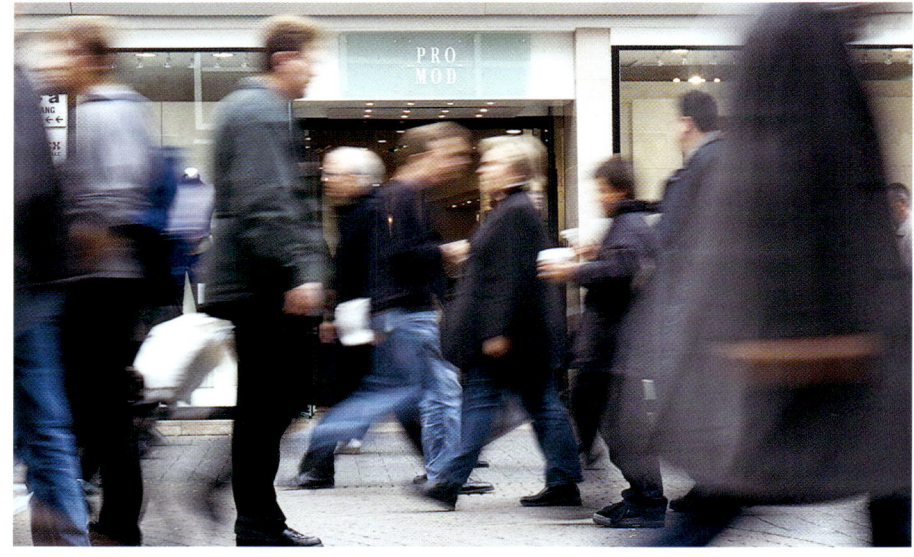

Biologisch betrachtet ist der Mensch für Bewegung geschaffen. Wer ständig sitzt, belastet auf Dauer den Körper.

■ „Fit am PC" – Übungen im Sitzen

Ob am Schreibtisch oder am PC, früher oder später klagt jeder einmal über Schmerzen an der Halswirbelsäule und im Schulter-Nacken-Bereich.

„Zwangshaltungen, einseitige Aktivitäten und Bewegungsmangel sind hauptverantwortlich für Probleme im oberen Skelettbereich", weiß auch Prof. Dr. Ingo Froböse von der Deutschen Sporthochschule Köln. Für die hobbythek hat er ein Übungsprogramm entwickelt. Es soll sowohl den Körper als auch die Psyche stärken. Zweimal pro Arbeitstag sollten die „Workouts" sitzenderweise absolviert werden:

Rücken-Memory im Büro – der Bildschirmschoner der hobbythek

Im stressigen Büroalltag passiert es schnell, dass die guten Vorsätze, etwas für den Rücken zu tun, ins Hintertreffen geraten. Warum nicht zur Erinnerung den Bildschirmschoner des Computers in den Dienst der Gesundheit stellen?

Unser Bildschirmschoner mit Sitzübungen lässt sich ganz einfach von unserer Homepage www.hobbythek.de herunterladen:

– Wählen Sie im hobbytipp „Gesunder Rücken" das Kapitel „Sitzen ist nicht gleich Sitzen".
– Klicken Sie zum Download auf „Rücken-Memory-ht".
– Im „Anzeige"-Fenster „Bildschirmschoner" aktivieren. Dort finden Sie unser „Rücken-Memory-ht".
– Eine Wartezeit von maximal drei Minuten wählen.

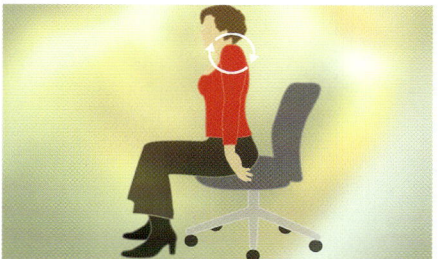

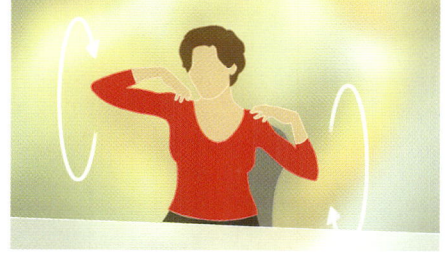

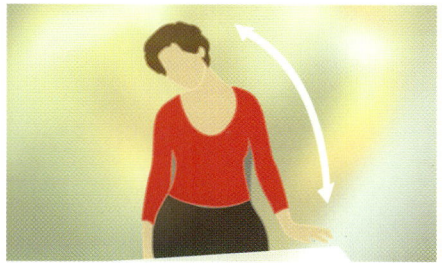

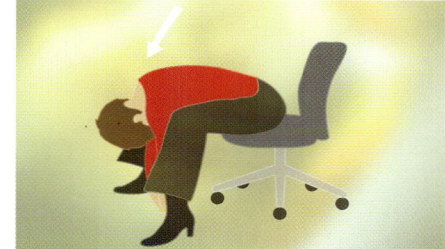

Weiß-ich-nicht-Übung (links oben) zur Lockerung der Hals- und Nackenmuskulatur: Schultern hochziehen, nach hinten bewegen und fallen lassen. Dreimal wiederholen.

Windmühle (rechts oben) zur Aktivierung der oberen Rückenmuskulatur und Lockerung der Schultermuskulatur: Ellenbogen waagerecht zur Seite strecken und dabei Hände locker auf Schultern legen. Mit beiden Ellenbogen gleichzeitig Kreise rückwärts in die Luft schreiben. Nach 15 Sekunden beide Arme abwechselnd. Nach 15 Sekunden das Ganze vorwärts wiederholen.

Schwanenhals (links unten) zur Dehnung der Hals- und Nackenmuskulatur: Kopf zur Seite neigen und Gegenarm nach unten drücken. Kopf langsam auf die Brust drehen und wieder zurück. Dreimal wiederholen, dann Seitenwechsel.

Kutscher-Haltung (rechts unten) zur Entspannung: Oberkörper zwischen die gespreizten Beine aushängen lassen. Nach einigen Sekunden hochziehen und Ellenbogen auf den Knien abstützen.

■ Der „dynamische Stuhl" – in Bewegung für den Rücken

Gesundes Sitzen wird ganz entscheidend durch die Wahl der richtigen Sitzmöbel beeinflusst und gefördert. Vermieden werden sollten unbedingt:

■ zu hohe Stühle, bei denen man die Füße nicht aufsetzen kann;
■ zu tiefe Stühle oder Sessel, bei denen die Oberschenkel höher liegen als die Hüften, die Wirbelsäule wird dabei

beim Aufstehen und Hinsetzen stark belastet;

- Schalensessel, die die Bewegungsfreiheit einschränken und eine gebogene Lendenwirbelsäule provozieren;
- stark gepolsterte Stühle und Sessel, in die man tief einsinkt;
- Sitzmöglichkeiten ohne ergonomische Rückenlehne, d.h. ohne integrierte Lendenwirbelstütze;
- Kniehocker, die zwar durch die nach vorn geneigte Sitzfläche eine aufrechte Sitzhaltung ermöglichen, jedoch das Körpergewicht auf die nicht unempfindlichen Knie verlagern.

Gewusst wie, lassen sich glücklicherweise die meisten Stühle rückenschonend nachrüsten:

- gegen stark gepolsterte Stühle hilft ein Brett auf der Sitzfläche;

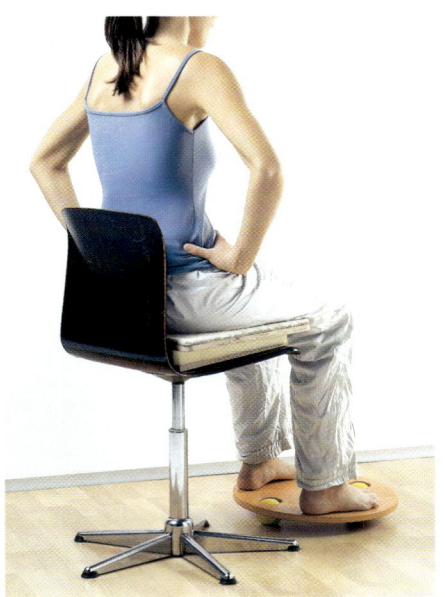

Zwei für mehr Dynamik:
Sitzauflage und Universal-Wippe.

- zur Unterstützung der natürlichen Lendenkrümmung (Lordose) sollte die Rückenlehne ergonomisch gestaltet und auf richtige Höhe gebracht werden, ansonsten raten wir zu einem zusammengerollten Handtuch oder einem passend geschnittenen Schaumstoffblock (30 x 15 x 5 cm);
- die Universal-Wippe der hobbythek (siehe Seite 40), eingesetzt als dynamische Fußbank, gleicht Höhenunterschiede aus und ist ansonsten ideal zur bewegungsreichen Beanspruchung der Muskulatur geeignet.

Dynamische Sitzmöbel vermeiden durch ihre Konstruktion einseitig belastende Dauerhaltungen und fördern sowohl den natürlichen Bewegungsdrang beim Sitzen als auch eine aufrechte Haltung. Dabei werden solche Rumpf- oder Beckenbewegungen ermöglicht, die gewissermaßen um das Körperlot kreisen und dadurch die Druckbelastungen auf Wirbelknochen und Bandscheiben besser verteilen.
Die erste Generation der dynamischen Sitzmöbel wurde durch den Siegeszug der aufblasbaren *Gymnastikbälle* eingeleitet, mit denen sich außerdem ausgezeichnete Rückenübungen durchführen lassen. Die Luft federt Bewegungen ab und schont damit die Bandscheiben – die gewölbte Sitzfläche ermöglicht dynamisches Sitzen mit offenem Sitzwinkel. Schon bald aber ist der Sitzball in die Kritik der Orthopäden geraten, die bei längerem Sitzen die Ge-

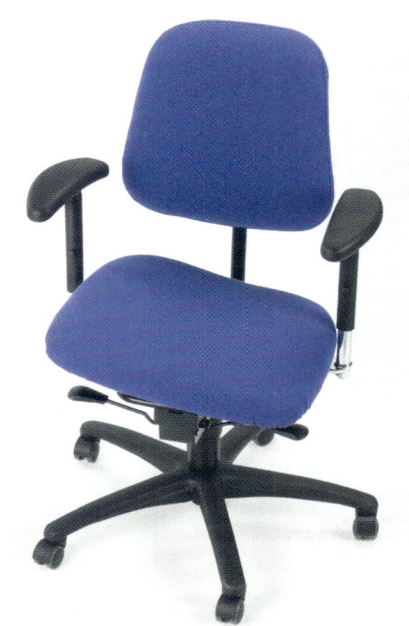

Dynamikstühle ermöglichen
ein entspanntes und bewegtes Sitzen.

fahr einer akuten Hohlkreuzbildung beklagen. Aufgrund des labilen Bodenkontaktes fehlt außerdem eine seitliche Stützkraft auf die Sitzfläche, und es besteht die Gefahr des Wegrollens.
Abhilfe schaffen hier Gestelle, in denen der Ball sicher gelagert ist und die mit einer stützenden Rückenlehne versehen sind. Lassen Sie sich beim Kauf unbedingt beraten, welche Ballgröße Ihrer Körpergröße gerecht wird und fragen Sie nach Ballüberzügen aus elastischem Gewebe, die die gelegentlich als kühl empfundene Balloberfläche wärmen.

Dieser „Untersatz" sollte jedoch nicht zum Lieblingsstuhl gekürt werden und lieber im Wechsel mit einem „festen" Stuhl genutzt werden. Übrigens, ein vergleichbares Sitzgefühl erreichen Sie, wenn Sie sich auf zwei luftgefüllte Wärmflaschen setzen. Hierzu drehen Sie den Verschlussstopfen um eine Windung ein, blasen dann die Flasche halb voll auf und drehen dann dicht zu.

Mittlerweile sind jedoch auch *Dynamik-Stühle* konzipiert worden, die die Vorteile des Sitzballs mit einem komfortablen Stuhl ideal verbinden. Die Lösung liegt dabei, dank ausgeklügelter Technik, in modernen ergonomischen Stühlen mit vollbeweglichen Rückenlehnen und pendelnd gelagerten Sitzflächen. Sie folgen sämtlichen Bewegungen, von der vorderen bis zur hinteren Sitzhaltung und sogar zur Seite hin.
Von „Vielsitzern", Rückenleidenden und Experten gleichermaßen begeistert aufgenommen ist die Entwicklung des Göttinger Erfinders Dr. Bastian Niemann. Die Funktionsweise seiner „Schwipp®"-Modelle (**schw**ingen & w**ipp**en) basiert auf einer Rundum-Beweglichkeit der Sitzfläche, die – Dank eines patentierten Gelenks aus Gummipuffern – ein entspanntes, bewegtes Sitzen ermöglicht. Ein völlig neues Sitzgefühl.
Ein weiteres Plus, nicht nur für Menschen mit einem Bandscheibenvorfall, ist die Möglichkeit, die seitliche Kippweite variieren oder sogar ganz blockieren zu können. Dadurch kann jederzeit der empfohlene Wechsel zwischen dynamischem und klassischem Sitzen praktiziert werden. (siehe Bezugsquellen, S. 93)

Die wippende hobbythek-Sitzauflage

Die hobbythek hat eine preisgünstige Alternative zu den Stühlen mit beweglicher Sitzfläche entwickelt. Es handelt sich um eine wippende Sitzauflage, die sich auf jeden Stuhl – ob nun gepolstert oder nicht – platzieren lässt. Durch die leichte Sitzerhöhung muss lediglich die Stuhlhöhe variiert werden.

Die Bauteile stammen allesamt aus dem Baumarkt:
– Multiplexplatte 40 x 40 x 1,5 cm
– Multiplexplatte 30 x 30 x 1,5 cm
– Schaumstoff 30 x 30 x 4 cm
– Dicker Teppich 40 x 40 cm
– Möbelbockrolle möglichst mit gummiertem Rad: Gesamthöhe 3,5 cm
– 2 Holzschrauben 4 x 15 mm

Das Teppichstück wird mittels doppelseitigem Klebeband auf die größere Platte geklebt und verschafft so ein bequemeres Sitzgefühl.
Die Bockrolle dient der Kipplagerung und wird auf die Plattenunterseite geschraubt – etwa fünf Zentimeter hinter dem Plattenmittelpunkt. Es hat sich nämlich in Tests gezeigt, dass eine exzentrische Position den höheren Sitzdruck auf die hintere Sitzfläche berücksichtigt.
Um Dämpfung und die wichtige seitliche Gegenkraft beim Wippen zu erreichen, wird die Plattenunterseite mit dem Schaumstoff beklebt, aus dem vorher eine Aussparung für die Bockrolle geschnitten wurde. Sollte Ihnen die Dämpfung zu schwach sein, gibt's im Schaumstoffhandel (Branchenbuch) auch Qualitäten mit höheren Raumgewichten und Stauchhärten. Die kleinere Bodenplatte verhindert das Einsinken der Rolle ins Stuhlpolster und schützt vor Beschädigungen. Sie wird nur im mittleren Bereich am Schaumstoff fixiert, da beim Wippen die Auslenkung im Randbereich größer ist als die Schaumstoffdicke.

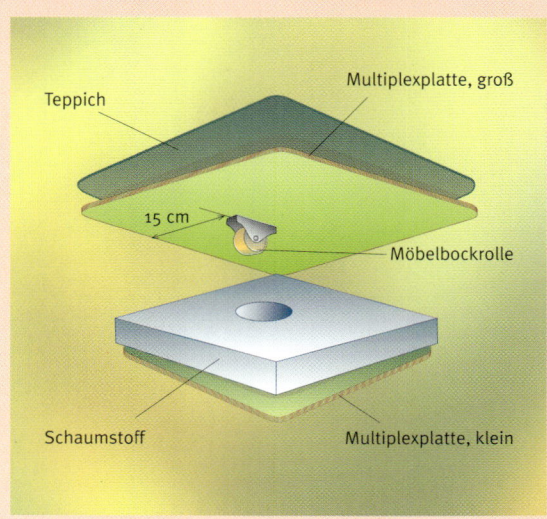

Teppich
Multiplexplatte, groß
15 cm
Möbelbockrolle
Schaumstoff
Multiplexplatte, klein

Wie man sich bettet...

Wenn der Schlaf nicht wirklich erholsam ist oder wir morgens mit schmerzendem Rücken und müden Beinen aus den Federn steigen, liegt es oft am falschen Bett, oder die Matratze entspricht nicht den Anforderungen der Wirbelsäule. Für Naturvölker sind eher unkonventionelle Schlafpositionen, in Hänge- oder Bastmatten, offenbar kein Problem. Unsereins fehlt indessen die körperliche Fitness, um sich allzu unbekümmert zur Ruhe zu begeben. Wir verbringen immerhin ein Drittel unseres Lebens schlafend.

Die mit den Jahren immer empfindlicher werdende Rückenpartie erfordert eine Liegestätte, die entlastend auf die Wirbelsäule wirkt – Grundvoraussetzung für einen erholsamen Schlaf.

Ich, Jean Pütz, erkundige mich zum Beispiel daher sogar im Vorfeld einer Urlaubsreise in den Hotels nach der Bettenqualität.

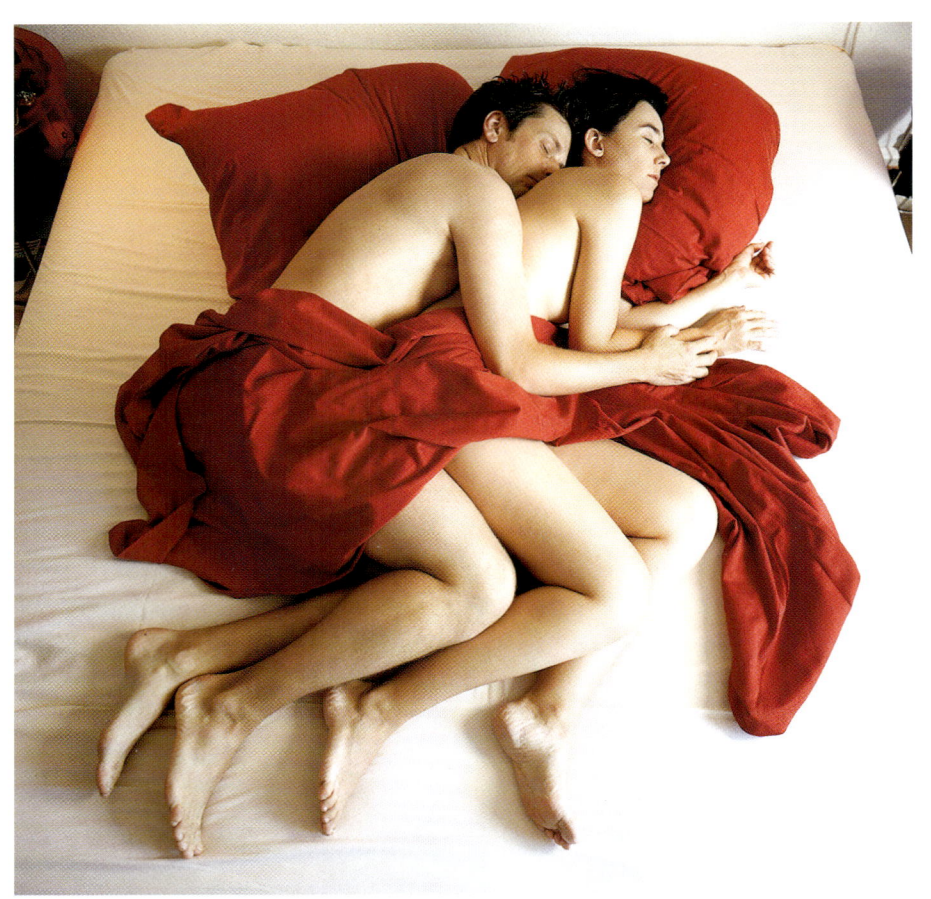

Wer sich falsch bettet, schadet vor allem den Bandscheiben. Nachts im Liegen nehmen sie mehr Flüssigkeit und Nährstoffe auf. Sie regenerieren sich von den Strapazen des Tages. Am Morgen sind wir prompt zwei Zentimeter größer als am Abend – allerdings nur, wenn der Rücken im Bett entspannt liegt.

Übrigens verändert jeder Mensch im Schlaf seine Körperhaltung rund 40- bis 60-mal pro Nacht, was der Entlastung dient.

Ein viel zu hartes Bett würde dem Körper mehr Haltungswechsel abverlangen. Eine allzu weiche Matratze hält den Körper zu lange in einer Position.

DAS RÜCKENFREUNDLICHE BETT

■ Auf die Matratze kommt's an

Alle zehn Jahre sollte in eine neue Matratze investiert werden. Auch hygienische Gesichtspunkte spielen eine Rolle. Schließlich „versickert" pro Nacht bis zu einem Liter Körperflüssigkeit in der Unterlage. Selbst wenn diese am Tage wieder austrocknet, bleiben Salze, Hautschuppen und die davon lebenden Kleinstorganismen zurück.

Die neue Matratze sollte *punktelastisch* sein, das heißt sie gibt nur da nach, wo sie belastet wird und bildet keine tiefen Liegekuhlen. Hier sind Matratzen aus *Schaumstoff* oder *Latex*, aber auch *Taschenfederkernmatratzen*, besonders ratsam.

Weiteres Kaufkriterium: Die Wirbelsäule soll sowohl in der Rücken als auch in der Seitenhaltung so gestützt werden, wie es ihrer natürlichen Form, im aufrechten Stehen, entspricht (siehe Seite 50). Menschen mit Rückenproblemen sind evtl. gut beraten eine Matratze mit unterschiedlichen Härtezonen zu kaufen. Solche Matratzen sind im Schulter- und Hüftbereich noch etwas weicher gepolstert und bieten dadurch einen besonderen Liegekomfort.

Know-how des Aufstehens und Hinlegens

Schon beim morgendlichen Aufstehen kann es zu Fehlbelastungen des Rückens kommen. Am besten richten Sie sich über die Seite auf. In Rückenlage winkeln Sie ein oder beide Beine an und drehen sich in die Seitenlage. Schulter und Hüfte drehen sich gleichzeitig. Richten Sie sich dann durch Unterstützung der Arme in den Seitensitz auf. Beim Hinlegen die umgekehrte Reihenfolge beachten.

Wenn Sie auf dem Boden liegen, empfiehlt sich folgendes Vorgehen: Stehen Sie aus dem Liegen auf, indem Sie sich erst zur Seite rollen, die Knie im rechten Winkel anziehen und sich dann in den Vierfüßerstand begeben. Dann stellen Sie ein Knie auf, stützen sich mit einer Hand darauf und strecken dieses Bein dann, so dass Sie sich in einer Bewegung nach hinten aufrichten. Beim hinteren Bein steht dabei der Fuß auf den Zehballen.

Beim Aufstehen aus dem Sitzen sollten Sie Ihre Arme, d.h. Hände und Ellenbogen, zur Hilfe nehmen, um sich abzustützen.

Aus dem Sitzen aus einem Stuhl oder Sessel können Sie auch aufstehen, indem Sie Ihren Oberkörper nach vorne beugen, gleichzeitig in den Knien nachgeben und so Ihren Körperschwerpunkt nach vorne verlagern. Dadurch kommen Sie sozusagen automatisch auf den Füßen zu stehen und müssen, sobald Ihr Gewicht vollständig auf Ihren Beinen lagert, diese nur noch strecken. Die Idee des Aufstehens ist hier eine vollkommen andere, als wir sie normalerweise gewohnt sind: Die Bewegung richtet sich erst einmal ausschließlich nach vorne. Erst dann, wenn die Beine nicht mehr anders können als das Gewicht zu tragen, kommen diese zum Einsatz und richten den Körper auf. Bei sehr tiefen Sesseln bitte erst einmal auf die Kante rutschen.

Probeliegen erinnert zwar an den Sketch von Loriot, ist aber dennoch eine ernst zu nehmende Aufgabe beim Bettenkauf. Manche Händler bieten sogar an, die Matratze testweise mit nach Hause zu nehmen.

Eine hervorragende Möglichkeit die richtige Matratze zu finden, ist die so genannte Liegeprofilmessung, die einige Matratzenhersteller anbieten. Dazu legt man sich auf eine Testmatratze, in die mehrere hundert Drucksensoren eingebaut sind. Sie messen den Auflagedruck und übermitteln die Daten an einen Computer. Dort wird dann aus den Messergebnissen ein individuelles Liegeprofil errechnet. Der Verkäufer kann eine Matratze auswählen, die dem Ergebnis am ehesten entspricht.

■ Ideal: Doppelbett mit zwei Matratzen

Ein Einzelbett für einen Erwachsenen sollte immer mindestens einen Meter breit sein, damit es genügend Bewegungsfreiraum bietet. Idealerweise misst es 20 bis 30 Zentimeter mehr, als der ausgestreckte Körper. Ein zwei Meter langes Bett reicht demnach nur für Menschen, die nicht größer als 1,80 Meter sind. Darüber hinaus wird es teuer: Diese Bettgestelle und Matratzen gelten bereits als Sondergröße. Wer gemeinsam schläft, braucht in der Regel ein Doppelbett von mindestens 1,60 Meter Breite. Ein französisches Bett mit einer einzigen großen Matratze empfiehlt sich, wenn überhaupt, nur für Partner, die in etwa gleich schwer sind. Ansonsten ist ein Doppelbett mit zwei Matratzen oder zwei getrennte Betten die bessere Wahl. Die Matratze kann so auf die individuellen Bedürfnisse zugeschnitten werden. Keiner

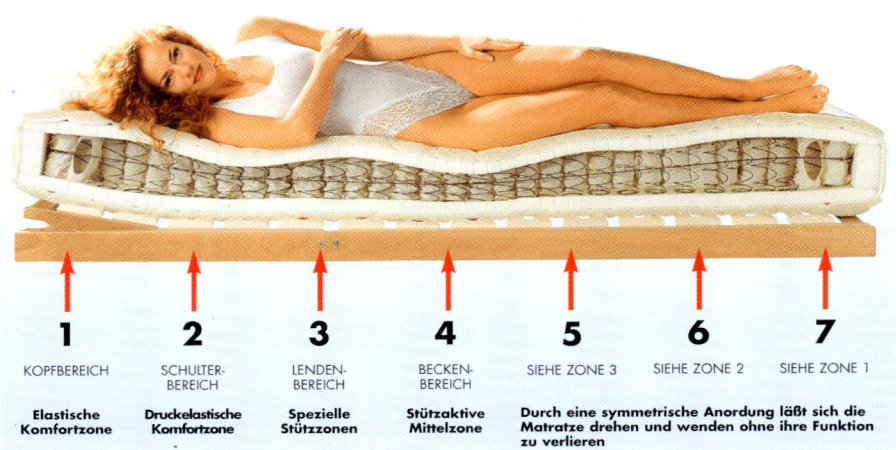

1	**2**	**3**	**4**	**5**	**6**	**7**
KOPFBEREICH	SCHULTER-BEREICH	LENDEN-BEREICH	BECKEN-BEREICH	SIEHE ZONE 3	SIEHE ZONE 2	SIEHE ZONE 1
Elastische Komfortzone	Druckelastische Komfortzone	Spezielle Stützzonen	Stützaktive Mittelzone	Durch eine symmetrische Anordung läßt sich die Matratze drehen und wenden ohne ihre Funktion zu verlieren		

So liegen Sie richtig: Schulter und Hüfte müssen leicht in die Matratze einsinken, damit die Wirbelsäule nicht abgeknickt wird. Eine zu harte oder zu weiche Matratze führt zu Verspannungen und Rückenschmerzen.

wird durch die Bewegungen des Partners gestört.

Matratzenlager auf dem Boden lieben vor allem Jugendliche. Für ältere Menschen empfiehlt sich ein höheres Bett. Es schont die Bandscheiben, vor allem beim Bettenmachen und erleichtert das Aufstehen. Ein richtiges Bett befindet sich über der „Staubgrenze", die vom Boden aufgewirbelten Staubpartikel lassen sich nicht im Bett nieder.

Hängematten taugen übrigens höchstens etwas für die Siesta zwischendurch. Als dauerhafter Bettersatz eignen sie sich nicht. Sie verursachen Durchhänger der Wirbelsäule und schränken die Bewegungsfreiheit ein.

■ Gute Basis im Bett: der Lattenrost

Ein guter Lattenrost erhöht den Liegekomfort einer einfachen Matratze. Wer noch auf alten Sprungfederrahmen nächtigt, sollte diese schleunigst ausmustern. Solche antiquierten Rahmen leiern aus und bieten dann der Matratze und der Wirbelsäule nicht mehr genügend Stütze.

Heute sind drei Arten von Lattenrosten gebräuchlich:

Der *starre Lattenrost*, bei dem die Querlatten fest mit einem Rahmen verbunden sind.

Der *flexible Lattenrost*: Hier sind die Leisten entweder nebeneinander auf einem Stoffgurt befestigt oder stecken bei etwas besseren Modellen in elastischen „Schu-

hen" aus Kautschuk bzw. Kunststoff, die auf einem Trägerrahmen befestigt sind. Dadurch können sich die einzelnen Leisten frei bewegen und sich der Körperform anpassen.

Rahmen, die im Kopf-/Schulter- und im Fußbereich höhenverstellbar sind.

Das ist zum Beispiel für Menschen mit Durchblutungsstörungen in den Beinen angenehm.

Als Faustregel gilt: Weiche Matratze – starrer Lattenrost; harte Matratze – flexibler Lattenrost. Federkernmatratzen eignen sich für starre und flexible Roste.

Wichtig ist daher zu prüfen, ob die Matratze bei hochgestelltem Kopf- oder Fußteil nicht abknickt oder ihre Elastizität verliert.

■ Wasserbetten

Sie genießen einen besonderen Ruf. Wasserbetten bestehen aus einer oder mehreren Wasserkammern, die zusätzlich, je nach Bauweise, Zwischenwände oder Zylinderblöcke zur Dämpfung von Schwingungen enthalten. Die Wasserbetten der ersten Generation waren noch mit „unruhigen" Matratzen ausgestattet, die ein störendes Nachschwingen bei allen Bewegungen, vor allem die des Partners, zur Folge hatten. Die physikalische Eigenschaft von Flüssigkeiten, Druck nach allen Richtungen hin fortzupflanzen, bewirkt beim Wasserbett eine gleichmäßige Verteilung des Auflagedrucks und damit eine gute Anpassung an die Körperform. Wegen dieser Eigenschaften wurden die Wasserbetten auch ursprünglich zur Lagerung von Schwerverletzten entwickelt, wie zum Beispiel von Brandopfern.

Allerdings besteht bei Modellen minderer Qualität die Gefahr, dass insbesondere der Körperschwerpunkt allzu tief in die Wassermatratze einsinken kann. So wird das natürliche Bedürfnis, die Schlafhaltung zu wechseln, erschwert und die Wirbelsäule zu sehr belastet (Hängematteneffekt). Die Stiftung Warentest hat bereits im März 1990 vor allzu tollkühnen Versprechen der Hersteller gewarnt, die die unterdrückten Bewegungen als schlaffördernd anpreisen. Eine Erhöhung des Wasserinhalts ist zwar in Grenzen möglich, kann aber diesen Nachteil kaum mindern.

Weitere Probleme sind die eingeschränkte Feuchtregulierung, keine Verstellmöglichkeiten sowie der immense Energieverbrauch, da das Wasser ständig beheizt werden muss.

Vor der Kaufentscheidung ist zu allererst abzuklären, ob der Schlafzimmerboden das Gewicht eines Wasserbettes von etwa 500 bis 700 Kilogramm zu tragen vermag.

Diese Bodenbelastung entspricht allerdings bei einem Massivbau mit Betondecken den gültigen Baunormen.

Mit der Hausratversicherung sollte geklärt werden, inwieweit eventuelle Wasserschäden abgedeckt sind. Zwar sind die „Wassersäcke" als stabil anzusehen, aber es kann ja durchaus einmal ein Malheur passieren…

Ausführlichere Tipps und Informationen rund ums Bett finden sich im hobbythek-Buch „Besser Schlafen – Sanfte Wege zu einer erholsamen Nacht".

■ Stretching im Schlaf: Traktionsmatratzen

Eine kleine Revolution auf dem Matratzensektor versprechen Systeme, die im Liegen eine sanfte Entlastung durch zusätzliche Streckung der Wirbelsäule bewirken. Die aus Schaumstoff oder Naturlatex gefertigten Traktionsmatratzen besitzen in

ihrer Oberfläche schräg eingeschnittene Rippen, die sich bei Belastung seitlich wegdrücken. Der Clou ist, dass die Matratze aus zwei Hälften, mit jeweils unterschiedlich gerichteten Rippenneigungen besteht. Sie strecken den Körper sowohl oberhalb des Lendenwirbelbereichs zum Kopf als auch die untere Körperhälfte zu den Füßen hin.

Mit der Wirkung einer Hängestreckliege (siehe Seite 34) ist diese Dehnung allerdings nicht vergleichbar. Immerhin dauert sie eine ganze Nacht lang an, was mit einer gleichmäßigen Streckung der Rückenmuskulatur und einer effektiven Entlastung aller Bandscheiben einhergeht. Traktionsmatratzen sind nicht nur vorbeugend, sondern auch bei chronischen Rückenbeschwerden, für ältere – nur eingeschränkt bewegliche – Menschen, ideal.

Die gerippte Oberfläche bietet darüber hinaus ein ideales Belüftungssystem, zumal sich zwischen dem Körper und den Rippen

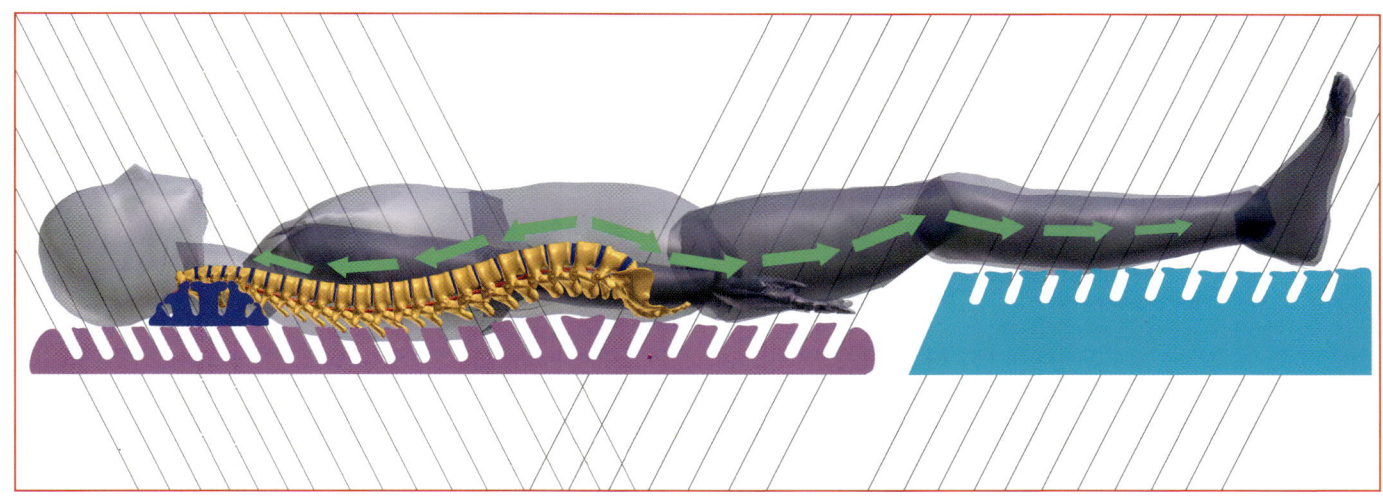

Traktionsmatratzen strecken den Rücken dank schräggestellter Lamellen.

nur ein elastischer Spannbettbezug befindet, der die Traktionskräfte unmittelbar auf den Körper überträgt. Das Schaumstoff- bzw. Latexmaterial gewährleistet weiter durch seine punktelastischen Eigenschaften eine optimale Wirbelsäulenstützung in jeder Lage.

Traktionsmatratzen werden mittlerweile in über 30 Ländern verkauft und erfreuen sich sogar im russischen Raumfahrtzentrum großer Beliebtheit: Kosmonauten schätzen die Therapie und die damit einhergehende Streckung der Wirbelsäule als sanfte Vorbereitung auf die Schwerelosigkeit.

Die Anschaffungskosten betragen rund € 1300,-. In seltenen Einzelfällen werden sie von den Krankenkassen übernommen. Nach Einschätzung von Medizinern könnte so in Zukunft vielen Rückenkranken eine Operation erspart bleiben (siehe Bezugsquellen).

Empfohlene Anwendungsmöglichkeiten sind:

- Abbau von Muskelverspannungen und Verbesserung der Wirbelsäulenbeweglichkeit.
- Wiederherstellung der Bandscheibenstruktur durch Vergrößerung der Wirbelzwischenräume. Das Auffüllen der Bandscheiben mit nährstoffreicher Flüssigkeit wird gefördert.
- Hexenschuss und Ischias. Durch Druckreduzierung auf die verschobene Bandscheibe kann diese sich leichter zurückbewegen.
- Osteoporose. Beschädigte Wirbel werden durch die Streckung entlastet.
- Bandscheibenvorfälle und seitliche Rückgratverkrümmungen (Skoliose).

- Entspannung und Erholung für zwischendurch.

■ Klein soll es sein: das Kopfkissen

Ein passendes Kopfkissen ist für das rückenfreundliche Liegen genauso wichtig wie eine gute Matratze. Die hierzulande

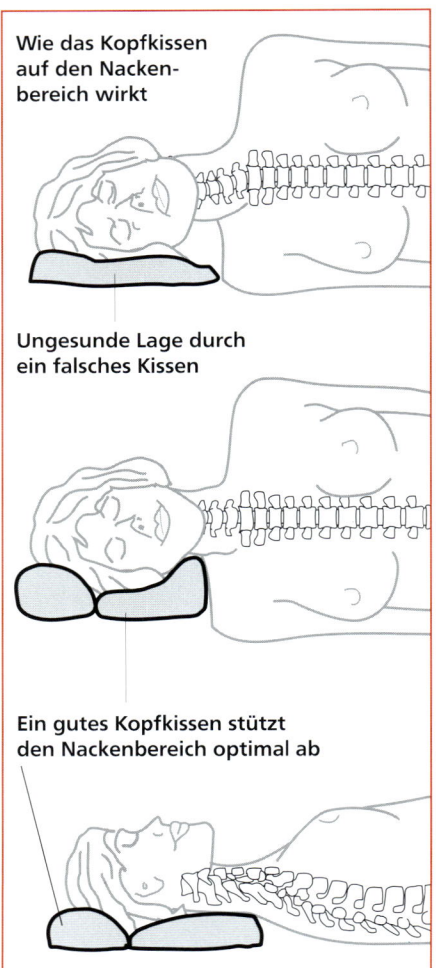

Wie das Kopfkissen auf den Nackenbereich wirkt

Ungesunde Lage durch ein falsches Kissen

Ein gutes Kopfkissen stützt den Nackenbereich optimal ab

übliche Kissengröße von 80 x 80 cm ist aus orthopädischer Sicht ungünstig. Entweder liegen die Schultern mit auf, dann knickt der Nacken nach unten, oder das Kissen wird zusammen geknüllt und es wird viel zu dick. Der Nacken knickt nach oben. Auf jeden Fall liegt er nicht entspannt. Besser sind daher kleinere Kissen: Günstig sind solche der Größe 80 x 40 cm oder spezielle Nackenstützkissen mit unterschiedlichen Polsterzonen. Dann liegen nämlich die Schultern auf der Matratze und der Kopf etwas höher. Der Nacken ist also gerade und entspannt.

Das hobbythek-Kissen zum Selbernähen

Ein optimales Nackenstützkissen ist mit etwas Geschick schnell genäht. Dazu kaufen Sie sich einen 40 x 80 cm großen Kopfkissenbezug – am besten ohne Knopfleiste, da Sie den Bezug an der langen Seite zunähen müssen. Schneiden Sie dann die kurze Seite auf, damit Sie das Füllmaterial einfüllen können. Teilen Sie jetzt das Kissen mit einer Längsnaht in zwei Teile, so dass zwei Kammern entstehen. Die schmalere Kammer sollte etwa 15 cm, die größere Kammer etwa 25 cm breit sein. Zum Schluss wird das Kissen mit z. B. Baumwolle, Federn oder auch Synthetikflocken befüllt und anschließend fest zugenäht. Grundsätzlich gilt: Die größere Kammer sollte etwas fester gefüllt werden, weil hier der Nacken aufliegt. Die kleinere Kammer kann ruhig etwas flacher sein, um den Kopf nur leicht abzustützen.

Per pedes und per velo

Sport als moderates Bewegungstraining ist ein allgemein anerkanntes Mittel der Prävention (Vorbeugung) und Behandlung, nicht nur von Rückenerkrankungen. Die berühmte Antwort Churchills auf die Frage, wie er denn so alt geworden sei: „no sports" entspricht nicht modernen Erkenntnissen. Aber welche Sportarten sind nun empfehlenswert?

■ Schädliche Sportarten meiden

Natürlich gibt es auch Sportarten, die der Gesundheit eher schaden, als nutzen. Bei Aktivitäten, wie z.B. Speerwerfen, Kunst- und Geräteturnen, Gewichtheben und Trampolinspringen, kommt es zu Hohlkreuzstellungen, so genannten Hyperlordosierungen sowie Stauchungen der Lendenwirbelsäule. Dies wäre genau das Gegenteil von dem, was erreicht werden soll. Die zusätzliche Gefahr von Ermüdungsbrüchen der Wirbelbogen durch Überbelastung, v.a. im Wachstumsalter, haben Untersuchungen belegt. Mancher moderne Freizeitspaß, wie Bungeejumping oder Snowboarden ist ebenfalls gänzlich ungeeignet, um den Körper fit und gesund zu halten. Vielmehr ist bei ihnen für den Ungeübten das Verletzungsrisiko besonders hoch. Bereits bestehende

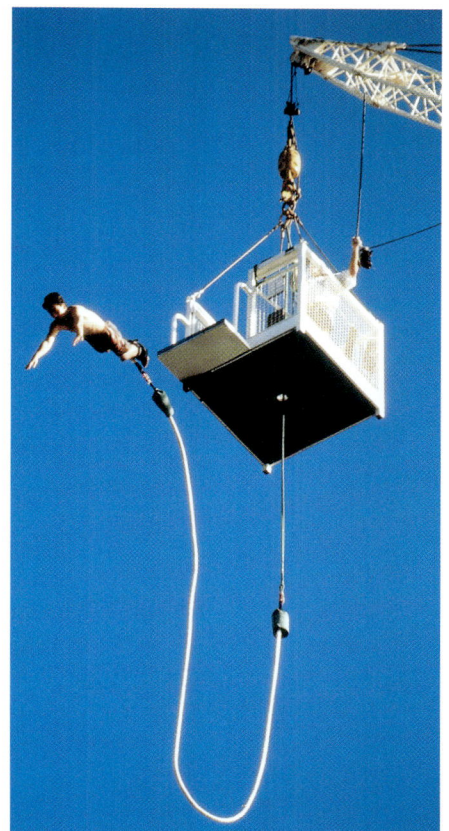

Viele moderne Trendsportarten und Freizeitvergnügen sind gänzlich ungeeignet, den Körper fit und gesund zu halten.

Probleme können deutlich verschlechtert werden. Hier sind die plötzlichen und extrem wirkenden Kräfte, die den Körper stark belasten, die Übeltäter. Beim Snowboarden etwa sind die Fußgelenke fest in die Bindung eingespannt und die Beine in relativ unnatürlicher Haltung. Dadurch entstehen bei Stürzen, abrupten Wendungen u.ä. starke Verwringungen und Belastungen der Gelenke. Für den Ungeübten besteht zudem eine hohe Gefahr bei Stürzen, z.B. in Form von Handgelenkfrakturen. Es gilt also, eine ausgewogene Sportart aus einem großen Angebot auszuwählen, die zu einem passt. So wird dann, neben dem Abbau von Stresshormonen, ein stetiger Muskelaufbau und eine Schulung der motorisch-koordinativen Fertigkeiten Lohn der Mühe sein. Dabei sollte sowohl das Herz-Kreislauf-System als auch der Stütz- und Halteapparat, also Muskeln, Bänder und Knochen, regelmäßig trainiert werden. Hierzu ist es sinnvoll, verschiedene Bewegungsformen zu kombinieren. So dient Fahrrad fahren und Wandern hauptsächlich dem Herz-Kreislauf-System, ein moderates Gerätetraining und Gymnastik eher der Stärkung von Muskulatur und Stützgewebe. Schwimmen oder Jogging hingegen fördern beides. Worauf auch immer die

Wahl fällt: Am Anfang steht die Aufwärmphase. Jede Anspannung sollte weiter mit einer adäquaten Dehnung ausgeglichen werden – am besten vorher *und* nachher – Stretching gehört also unbedingt dazu. Wichtig ist es, ohne Leistungsdruck an die Sache heranzugehen. Eine bewusste und entspannte Weise, sein Training zu absolvieren führt sicherlich am ehesten zum Ziel – sich wohl zu fühlen und fit zu bleiben oder zu werden. In diesem Sinne wollen wir noch einmal die Lanze brechen für fernöstliche Bewegungsarten. Längst gibt es hierzulande ein breites Angebot, z.B. Yoga, Tai-Chi und Qi-Gong. Gerade zur Schulung von Beweglichkeit, Koordinationsvermögen und Körperhaltung sind sie eine sehr probate Methode. Gleichzeitig vermitteln sie Techniken der Entspannung. Es kann richtig Spaß machen, auch einmal etwas ganz Neues auszuprobieren.

AUF SCHRITT UND TRITT

Wird unser Körper allzu sehr geschont oder nur einseitig beansprucht, kann es zur Muskelerschlaffung und einem frühzeitigen Verschleiß der Wirbelsäule kommen. Etwas Besseres als Gehen, Walking und Jogging können wir deshalb für den Rücken, aber auch für unser gesamtes Wohlbefinden, kaum tun. Nur bei regelmäßiger und vielseitiger Beanspruchung der Muskulatur bleibt die Beweglichkeit und Stabilität des Körpers voll erhalten. Zusätzlich fördern die symmetrischen rechts-links pendelnden Bewegungen, durch die dauernde Be- und Entlastung, die Versorgung der Bandscheiben mit Nährflüssigkeit.

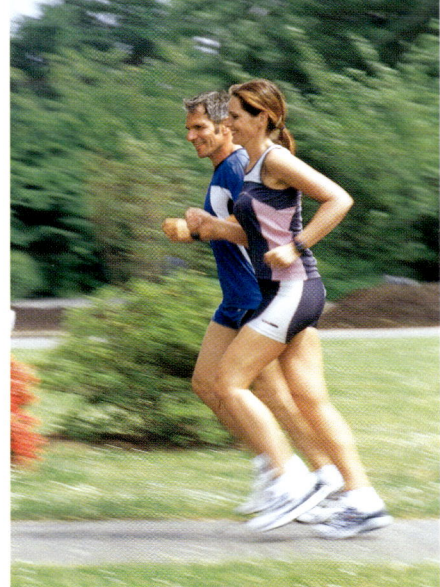

Das richtige Maß an Bewegung ist der Schlüssel zu einem gesünderen Leben.

Beim *Gehen* sollte darauf geachtet werden, dass der Rücken gerade und relativ ruhig gehalten wird. Idealerweise bewegen sich dabei die Hüften vor und zurück, aber nicht seitwärts. Die Füße sollten zuerst mit den Fersen auftreten und dann harmonisch über den ganzen Fuß, zum Ballen hin abrollen. Aber auch beim ‚Gehen' sind dynamische Varianten durchaus erlaubt: Beim Wandern oder beim Spaziergang ist es günstig, einen Hang zur Abwechslung einmal schräg entlang zu gehen. Nicht immer müssen die horizontalen Wanderwege benutzt werden. Der Rücken wird es dankbar aufnehmen.

Vorausgesetzt die Lauftechnik stimmt, hat das *Jogging* grundsätzlich eine äußerst gesunde Wirkung auf Rücken, Herz und Kreislauf. Es ist in der Regel übertrie-

bener Ehrgeiz, der beim Jogger zu Überlastungsschäden führen kann. Diese treten dann vornehmlich an der Achillessehne sowie als Knorpelschäden am Knie auf. Das Training sollte daher gerade bei Anfängern immer ganz langsam gesteigert werden. Als Faustregel gilt: wöchentlich etwa um 10 Prozent steigern. Das gilt sowohl für das Tempo als auch für die Kilometer. Aus medizinischer Sicht sollte die Herzfrequenz nicht mehr als 130 Schläge pro Minute betragen. Das Tempo stimmt, wenn eine Unterhaltung noch ohne Anstrengung möglich ist.

- ■ Die Schritte sind klein und fast trippelnd. Man setzt mit dem Mittelfuß auf und stößt sich mit dem Vorderfuß ab.
- ■ Der Kopf bleibt aufrecht. Schauen Sie sich ruhig um, was es in der Umgebung alles zu sehen gibt.
- ■ Der Oberkörper ist gestreckt und leicht nach vorne geneigt. Hohlkreuz vermeiden.
- ■ Die Arme unterstützen durch entgegengesetztes Mitschwingen den Laufstil und sind etwas angewinkelt. Verkrampfte Arme und Schultern machen das Jogging uneffektiver, da dabei viel zu viel Kraft und Energie verschwendet wird.

Übergewichtige, untrainierte sowie ältere Menschen finden im langsamerem *Walking* eine interessante Alternative. Das „zügige Gehen" treibt einerseits den Puls nicht so hoch wie das Jogging, was die Fettverbrennung verbessert, andererseits werden Wirbelsäule, Gelenke und Sehnen wesentlich weniger belastet. Dabei darf man aber nicht vergessen, dass im Sinne der Dynamik beim gesunden Organismus regelmäßige Belastung sogar erwünscht und keineswegs schädlich ist.

Walking unterscheidet sich vom Jogging durch die fehlende Flugphase, bei der beide Füße kurzfristig keinen Bodenkontakt haben. Beim Walking berührt immer ein Fuß den Boden.

- Die Fersen müssen bei leicht gebeugtem Knie aufgesetzt werden.
- Füße über die gesamte Fußsohle abrollen.
- Die Arme sind in 90 Grad anzuwinkeln und sollen gegengleich mitschwingen.
- Brustkorb anheben, Schultern locker hängen lassen.

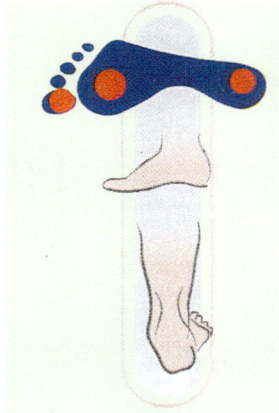

Der gesunde *Normalfuß* besitzt ausgeglichene Druckstellen und ein ausgeglichenes, rundes Fußgewölbe. Normalfüßer setzen mit der Außenkante der Ferse auf und rollen über den Vorderfuß ab.

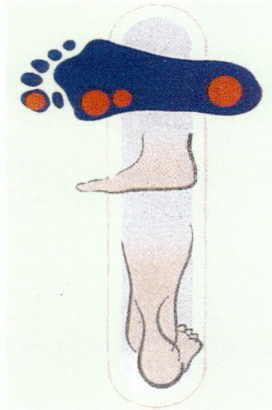

Der *Senkfuß*, landläufig als „Plattfuß" bekannt, betrifft 90 Prozent aller Fehlstellungen und ist an einem sehr breiten Abdruck erkennbar. Das Fußgewölbe ist zu schwach, wodurch auch die Innenseite des Fußes Bodenkontakt hat.

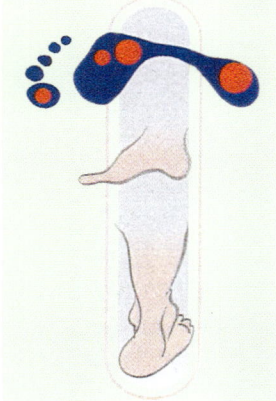

Menschen mit einem *Hohlfuß* neigen dazu, nur mit dem Rück- und Vorfuß aufzusetzen. So kann kaum ein Abrollen über den Mittelfuß stattfinden. Damit fehlt die natürliche Dämpfung des Fußgewölbes.

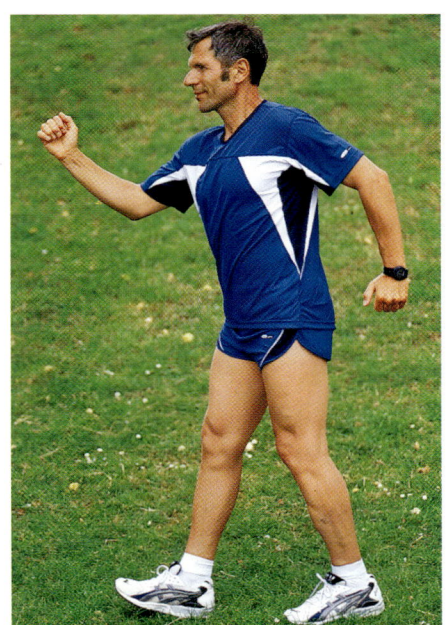

Walking – eine Kreuzung aus Gehen und Laufen.

Übrigens, sieht man einmal vom Verletzungsrisiko beim Zweikampf ab, zählt Fußball zu den rückenfreundlichsten Sportarten überhaupt, da durch den steten Wechsel zwischen Stehen, Gehen und Laufen die Wirbelsäule permanent be- und entlastet wird. Gerade dieser Wechsel tut dem Rücken gut.

■ Die Füße – „die Wurzeln" des Menschen

Für ein standfestes Skelettsystem nehmen unsere Füße einen zentralen Platz ein. Mit einer – verglichen mit unserem Körper kleinen Fläche – stellen sie als einziges Körperteil den Bodenkontakt her. Als stabiles Fundament machen sie die aufrechte Hal-

tung erst möglich. „Die Füße sind die Wurzeln des Menschen", heißt es in China so treffend. 70.000 Nervenenden laufen hier zusammen. Probleme mit den Füßen können also Ursachen für Schmerzen, nicht nur im Rücken, sondern auch in Hüfte und Beinen, sowie für Gelenk-, Muskel- und Sehnenentzündungen sein.

Als extremes Beispiel sei hier der einseitige ‚Plattfuß' genannt, der sich funktionell als Beinverkürzung auswirkt, wodurch das Becken zur Seite kippt. Die Wirbelsäule erfährt so eine Seitverbiegung und ist vorzeitigen Abnutzungserscheinungen ausgesetzt.

Einen Eindruck über die eigene Fuß-Form und -Stellung ist schnell selbst gemacht:

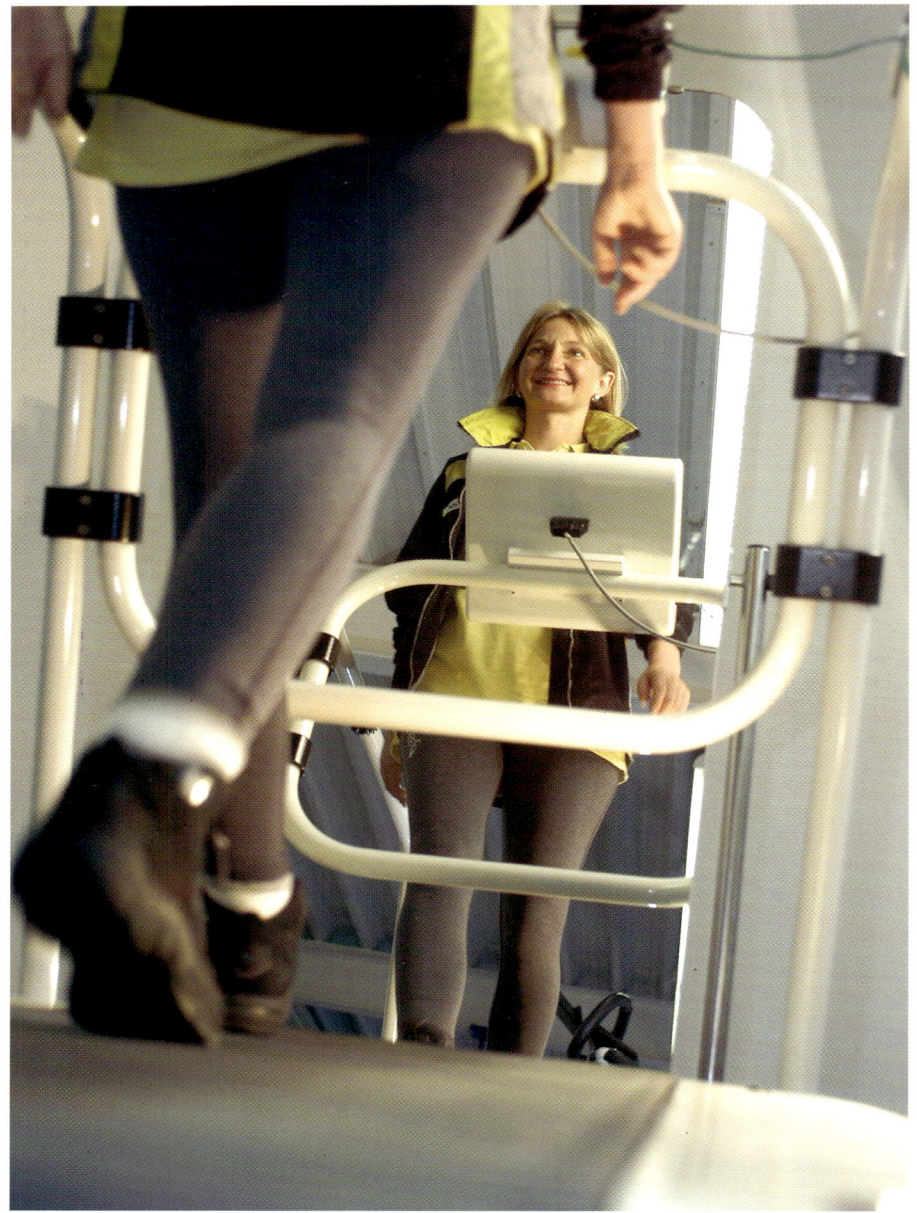

Mit der Laufbandanalyse werden Körperhaltung und Fußstellung während des Laufens festgestellt und genau analysiert.

Die Fußsohlen dazu gleichmäßig mit Wasser- oder Körpermalfarbe anmalen und sich anschließend aufrecht auf einen Bogen Papier stellen. Nach einem kurzen Moment die Füße vorsichtig abheben: Zu Füßen liegt der persönliche Fußabdruck. Die meisten von uns gehen mit Normal-, Senk- oder Hohlfuß durchs Leben.

Körpermalfarbe

Eine besonders hautverträgliche, ungiftige sowie abwaschbare Körpermalfarbe lässt sich problemlos selbst herstellen und ist außerdem ein bunter Spaß für jedes Kind.
40 g Gluedex ht
40 ml Wasser
4 g Glycerin
Lebensmittelfarbe

Gluedex ht in lauwarmem Wasser gründlich glatt rühren, dann nach und nach das Glycerin und die Farbe einrühren, fertig. Gluedex ht ist ein hautfreundliches Bindemittel aus modifizierter Kartoffelstärke und macht die Farbe so richtig schön sämig. Das Glycerin bindet Wasser und verhindert ein vorzeitiges Austrocknen.

Orthopäden decken mögliche Schwachstellen an Fuß und Bein, aber auch geh- und laufspezifische Defizite, auf. Probleme können fachkundig behoben werden. Die *Vermessung* der Füße zählt dabei zu den wichtigsten Diagnoseverfahren und kann unterschiedlich erfolgen:
- Beim *Blauabdruck* hinterlässt der Fuß auf Papier sein individuelles Belastungsmuster. Fußform und statische Gegebenheiten sind dabei gut erkennbar.

- Ein Abdruck in *Trittschaum* (vergleichbar mit dem Blumensteckmoos) oder das aufwendigere *Abgipsen* geben ein genaueres Relief des Fußprofils wieder.
- Bei der *3-D-Fußerfassung* wird der Fuß räumlich vermessen. Durch mechanische oder optische Abtastung wird auf dem Bildschirm ein dreidimensionales Relief erstellt.
- Die *elektronische Fußdruckmessung* (Pedographie) ist heute ein unverzichtbarer Bestandteil moderner Fuß- und Sportorthopädie. Dazu werden Sensorfolien in die Schuhe gelegt, mit denen der Proband einige Schritte geht. Ein Computer generiert eine bunte Druckverteilungsgrafik, aus der die verschiedenen Druckgipfel ablesbar sind.

Außerdem verzichtet heute kein Individualsportler auf die *Ganganalyse* per Videoauswertung, wenn er seine Leistungsfähigkeit optimieren will. Dabei geht der Proband zunächst barfuß und später in Schuhen über ein Laufband unter Beobachtung von Videokameras. Anhand einer Zeitlupenwiederholung erfolgt dann eine Klassifizierung des Geh- und Lauftyps. Mögliche Schwachpunkte können so beurteilt werden.

Unter www.healthconception.de/docs/orthocentren.doc sind mehrere deutsche Gesundheitszentren zu finden, die diese Untersuchungen jedem zugänglich machen. Die Kosten sind abhängig vom Aufwand, liegen aber in der Regel unter € 50,-.

Bei Fehlhaltungen der Füße helfen meist schon orthopädische Einlagen. Dabei handelt es sich um in den Schuh einlegbare, passgenaue Stützvorrichtungen, die den Fuß an genau definierten Punkten stützen, betten und gehsteuernd wirken. Die Einlagen werden von Orthopädiemechanikern nach Fußabdrücken maßgeschneidert geformt.

Nicht selten liegen die Ursachen für Fehlstellungen aber auch nur am falschen Schuh!

■ Barfuß oder Lackschuh?

Studien belegen, dass 98 % der Menschen mit gesunden Füßen zur Welt kommen. Demgegenüber leiden aber über 60 % der Erwachsenen unter Senk-, Hohl- oder

Tipps für den Schuhkauf

- Achten Sie auf die richtige Länge. Ein Paar Füße kommt oft in verschiedenen Größen daher, verlassen Sie sich daher nicht allein auf die Schuhgröße.
- Hat der Schuh die richtige Weite? Viele Modelle werden in variablen Breiten angeboten.
  Der Buchstabe **F** kennzeichnet Schuhe für schmale Frauenfüße, **G** steht für mittleres Fußvolumen und **H** für kräftigere Frauenfüße. Für Herren lauten die vergleichbaren Weiten **G**, **H** und **K**.
  Bei guten Kinderschuhen gilt das **W**(eit) **M**(ittel) **S**(chmal)-**System**.
- Des Weiteren darf die Schuhsohle das Abrollverhalten der Füße nicht beeinträchtigen. Werden die Zehen nach

oben gedrückt, muss sich die Schuhspitze mitbiegen. In Holzschuhen bleibt die Ferse in der Regel unfixiert – die Füße können abrollen. Probleme gibt es jedoch bei der Dämpfung (s.u.).
- Auf den Fersen lasten drei Fünftel des Körpergewichts. Damenschuhe mit schmalem (Pfennig-) Absatz fördern die Gefahr des Umknickens.
- Zu hohe Absätze führen leicht zu Fußverformungen und bei dauerhaftem Gebrauch zur Verkürzung der hinteren Unterschenkelmuskulatur.
- Menschen, die viel stehen, sollten auf ein stützendes Fußbett achten.
- Eine Dämpfung im Fersenbereich beugt Gelenkverschleiß und Wirbel-

säulenbeschwerden vor. Falls Probleme bereits vorhanden sind, können *viskoelastische Fersenkissen* aus dem Sanitätsfachhandel gegen quälende Stoßbelastungen helfen.
- Neben orthopädischen Kriterien sollten Schuhe unbedingt luftdurchlässig sein. Achten Sie also auf Leder- oder andere atmungsaktive Materialien. Gegen penetranten Fußgeruch empfehlen wir unsere zum Klassiker gewordenen Zimtsohlen.
- Und noch ein Tipp: Kaufen Sie Schuhe nur nachmittags, da die Füße dann Normalgröße haben. Schuhe sollten auf kurzen Strecken eingelaufen werden, damit die erste „Wanderung" nicht zu Problemen führt.

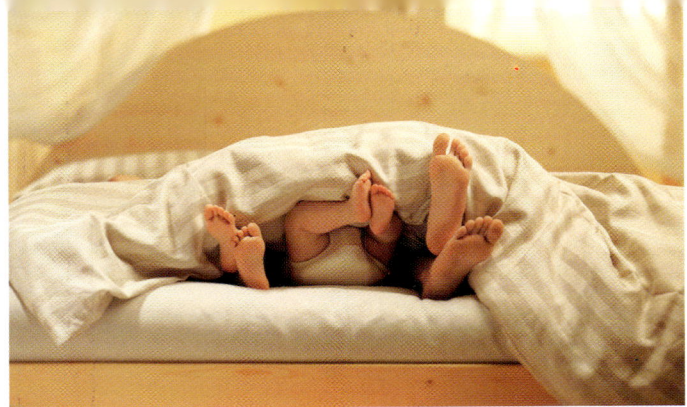

Der Fuß – ein komplexes Gebilde aus 26 Knochen, 114 Bändern und 20 Muskeln.

Spreizfüßen. Schuld an der Misere sind meistens Schuhe. Schuhe sind wohl als das wichtigste Kleidungsstück anzusehen. Sie beeinflussen nicht nur die Füße, sondern auch die darüber liegenden Gelenke bis hoch zum Rücken. Das Hauptaugenmerk beim Schuhkauf sollte darum auf Qualität und perfekter Passform liegen. Hier darf nicht gespart werden. Mehr als ein Drittel seines Lebens stecken wir in unseren Schuhen. Schuhe müssen Tritte dämpfen, dem Fuß eine stabile Seitenführung und zugleich ein normales Abrollverhalten gewähren.

Zivilisationsbedingt sind wir in der modernen Welt auf ‚Fußbekleidung' angewiesen, obwohl selbst das beste Schuhwerk den Füßen kaum Erholung bieten kann. Verpackte Füße können nicht auf unterschiedliche Bodenverhältnisse reagieren, was eine Verkümmerung der stabilisierenden Fußmuskulatur zur Folge hat. Zehen sind normalerweise sehr beweglich und können Unebenheiten des Untergrunds ausgleichen. Sie helfen, das Körpergleichgewicht zu halten. Zu viel Einschränkung dieser Bewegung lässt aber nach und nach ihre Flexibilität schwinden. Es ist daher

unumgänglich, seinen Füßen regelmäßig einen Ausgleich zu gönnen:

■ Befreien Sie die Füße aus ihrem „Gefängnis" und laufen Sie barfuß in der Wohnung oder auf gewachsenem Boden wie Rasen, wilden Wiesen, Sand oder Waldböden herum.
■ Treten Sie in Gefäßen mit Murmeln, Nüssen, Mais oder Kieselsteinen.
■ Mindestens ein Wohnraum sollte mit einem trittelastischen Bodenbelag ausgerüstet sein. Teppich, Korkparkett und „schwimmendes" Laminat unterstützen die natürlichen Dämpfungseigenschaften der Beine, Bandscheiben und die Doppel-S-Form der Wirbelsäule.
■ Ein wohltuendes Fußbad entspannt und fördert die Durchblutung:

Fußbad

50 g	Meersalz
4 Tr.	Teebaumöl
2 Tr.	Wacholderöl
2 Tr.	Thymianöl
5 l	lauwarmes Wasser

Wohlfühl-Effekt für Rücken und Füße – Barfußpfade

Mit nackten Füßen durch die Natur. Was schon der bekannte „Lehmpastor" Emanuel Felke (1856 – 1926) seinen Freunden und Patienten geraten hat, kann jeder auf etwa ein Dutzend Barfußpfaden in Deutschland nachempfinden. Dabei handelt es sich in der Regel um einen liebevoll gestalteten, abwechslungsreichen Parcours mit Gras, Kies, Lehm, Sand, Wasser, Moor und Holz. Dieser Pfad schenkt dem Körper sinnlichen Genuss und knüpft an die traditionelle Kneippidee des *Tautretens* an. Das Barfuß gehen kräftigt Muskeln, Bänder, Wirbelsäule und Gelenke und verbessert die motorischen Fähigkeiten. Ganz nebenbei werden die Reflexzonen der Füße stimuliert, wodurch sämtliche inneren Organe und Körpersysteme zusätzlich beeinflusst werden. Wer sich „oben rum" gut einpackt, kann übrigens bereits ab 10° C bequem barfuß laufen.

Einer der schönsten und ersten Barfußpfade befindet sich auf dreieinhalb Kilometer Länge im rheinland-pfälzischen Bad Sobernheim. Öffnungszeit ist von Mai bis Oktober.
Infos gibt's bei der örtlichen Kur- und Touristeninformation unter Tel. 0 67 51-8 12 41 oder www.bad-sobernheim.de

Schreiten wie ein Masai

Das Angebot an Schuhmodellen ist riesig. Dabei fällt die neuartige *Masai*-Technologie aus der Schweiz besonders auf. Den Namen verdanken die Schuhe den ostafrikanischen Nomaden, die sich ausschließlich barfuß, auf unebenem Boden, bewegen. Die typischen Zivilisationskrankheiten wie Rücken- und Gelenkschmerzen sind ihnen völlig fremd, obwohl sie schwere Lasten auf dem Kopf, über weite Strecken, transportieren.

Die Grundidee war also, einen Schuh zu entwickeln, der jeden Alltagsboden auf Schritt und Tritt in einen natürlichen und unebenen Untergrund verwandelt. Das Gefühl, auf Sand zu gehen, ist dabei erwünscht. Genau dies leisten die Therapie-Geräte, so die genaue Bezeichnung des Herstellers. Möglich wird das durch eine dickere, nach außen gewölbte Sohle, die durch die so erzeugte Instabilität zur ständigen Balance auffordert.

Nach einer Gewöhnungsphase dieser neuen Geh- und Lauftechnik werden nachweislich die Belastungen auf Rücken und Gelenke gedämpft, Verspannungen gelöst und Schmerzen gelindert. Diese Eigenschaften machen die Masai-Schuhe nicht nur therapeutisch, sondern auch präventiv wertvoll.

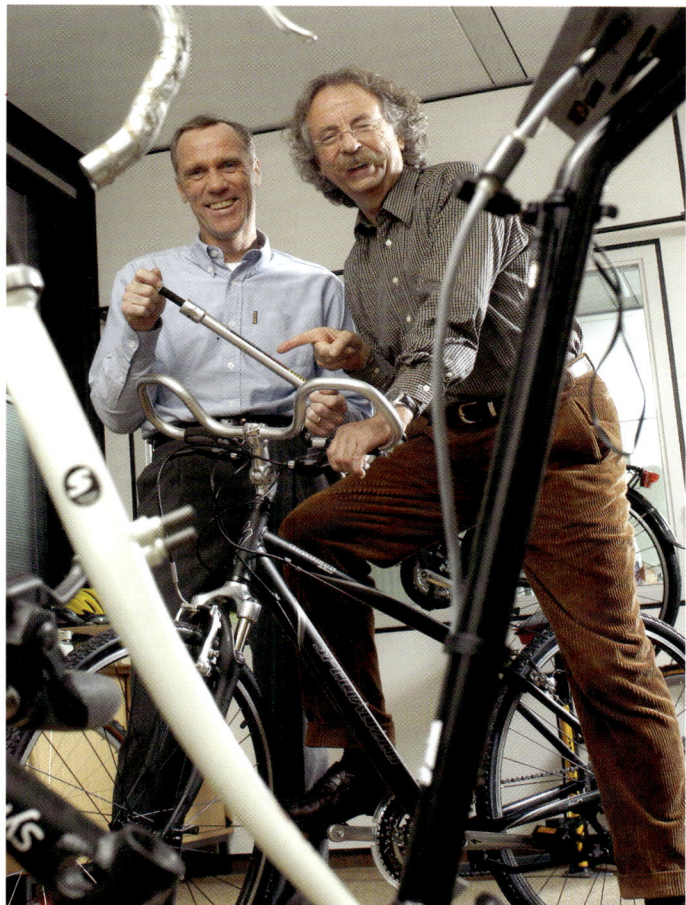

Mit Rad und Tat: Prof. Ingo Froböse und Jean Pütz mit einem Komfort-Fahrrad.

Besonders empfehlenswert ist dieses Schuhwerk v.a. bei Gelenk- und Wirbelsäulenbeschwerden, Hüft- und Knieproblemen sowie Durchblutungsstörungen. Die Schuhe kosten im Schnitt € 180,- und sind europaweit im Fachhandel (siehe Anhang) erhältlich. Ein Trainingsvideo zur speziellen Geh- und Lauftechnik ist dringend zu empfehlen.

Fitness-Gerät par excellence: das Fahrrad

Das Fahrrad wurde 1817 von Carl Friedrich von Drais erfunden und trat fortan einen Siegeszug in die Welt an. Denn gerade das Rad fahren ist zur Vermeidung von Erkrankungen, insbesondere von Herz- und Kreislaufleiden und zur Verbesserung der Lebensqualität besonders gut geeignet. Es schult den Gleichgewichtssinn und ist

Ein konventioneller Sattel reduziert, in Ergänzung mit einer preiswerten, gefederten Sattelstütze, Stöße von der Fahrbahn um immerhin 25 % – so die Kölner Forscher.

Außerdem lässt sich mit einer schlichten Entwicklung der hobbythek eine Verringerung der Druckbelastung auf die Dammregion erreichen:

Aus dickem Teppichmaterial mittels eines Teppichmessers, ein Stück in den Konturen der Satteloberseite ausschneiden. Aus der hinteren Hälfte außerdem ein etwa neun Zentimeter langes und drei Zentimeter breites Oval heraustrennen. Mit doppelseitigem Klebeband die Einlage dann in einem handelsüblichen Sattelüberzug fixieren und das Ganze über den Sattel ziehen.

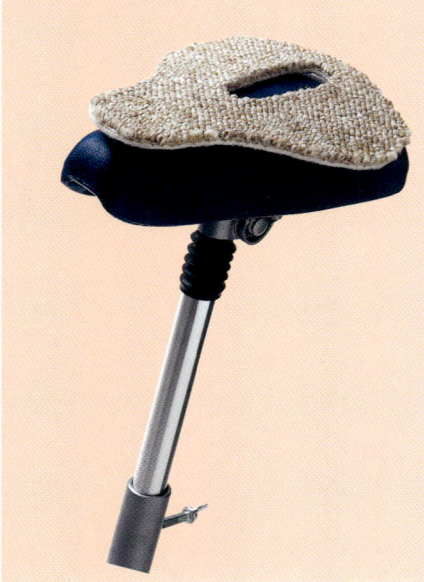

aufgrund der Gewichtsentlastung der Beine ein ideales Fitnessgerät, gerade auch für übergewichtige Menschen.

In einem groß angelegten Projekt wurden 2001 an der Deutschen Sporthochschule in Köln einmal systematisch sämtliche Komponenten des Drahtesels untersucht und optimiert. Zielvorgabe: mögliche Belastungen auf den Körper gänzlich zu reduzieren. Die drei Kontaktpunkte mit dem Körper – Pedale, Lenker und Sattel – standen dabei im Zentrum der Untersuchung:

Die Lenkergriffe sollten etwa 20 cm höher sein, als die Satteloberkante. So kann bei aufrechter, leicht vorgebeugter Sitzhaltung der natürlichen Doppel-S-Form der Wirbelsäule am besten entsprochen werden.

Die Hände am Lenker nehmen eine wichtige Funktion beim Radfahren ein. Sie lenken, schalten, bremsen und stützen den Oberkörper ab. Durch eine anatomisch ungünstige Form des Lenkers können daher nicht nur Rücken- und Nackenschmerzen, sondern auch Störungen der Handnerven ausgelöst werden. Mit einem so genannten *Multipositionslenker*, der unterschiedliche Hand- und Griffstellungen ermöglicht, lässt sich ein schnelles Ermüden von Armen und Handgelenken vermeiden. Nicht minder wichtig beim Radeln ist der Sattel. Er dämpft Stöße und Schläge vom Boden, damit die Wirbelsäule geschont wird.

Hightech-Sättel mit Gel- oder Luftfüllung werden diesen Anforderungen relativ gut gerecht und schützen außerdem Prostata- und Dammregion vor allzu hohen Druckbelastungen.

Konventionelle Schaumstoffsättel haben den Nachteil, dass sie an Stellen hoher Belastung lediglich nachgeben. Luft und Gel hingegen vermögen, den Druck nach allen Seiten hin fortzupflanzen. Der Druck der sensiblen Dammregion wird dadurch von weniger belasteten Zonen mitgetragen und auf die gesamte Sitzfläche verteilt.

Früh übt sich – Prävention im Kindesalter

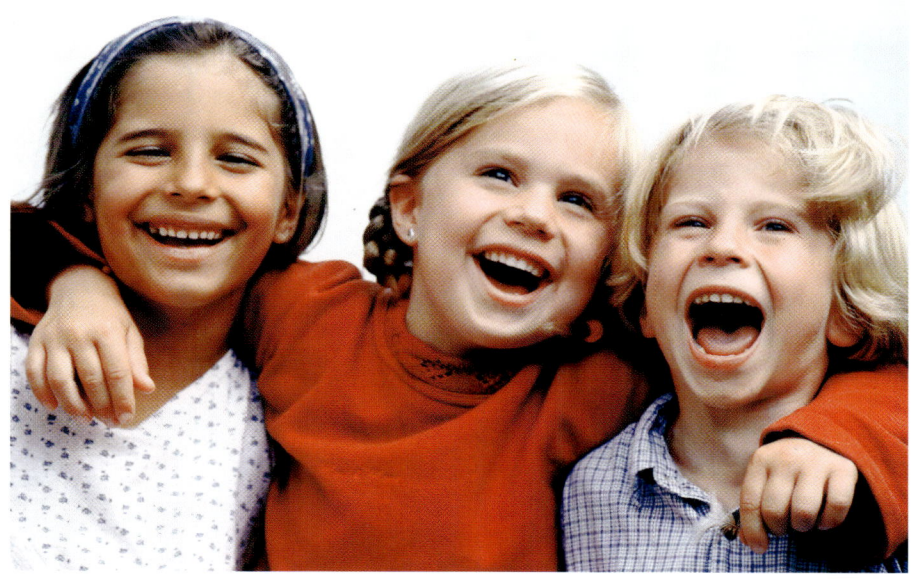

reich eine leichte Hohlkreuzstellung ein, die sich dann in die Lendenlordose entwickelt. Gerade dieses Entwicklungsstadium verlangt also eine erhöhte Aufmerksamkeit, zumal das Baby außerdem einen enormen Wachstumsschub erfährt. Im ersten Lebensjahr nimmt nämlich die Körpergröße und mit ihr die Wirbelsäulenlänge um etwa 50 % zu.

In vielen Ländern, darunter auch in Deutschland, wird das Wachstum des Kindes in den ersten Lebensjahren vom Kinderarzt konsequent kontrolliert. Dabei werden monatlich die gemessenen Körpergrößen in ein Koordinatensystem eingetragen und die Punkte durch die so genannte Wachstumskurve (Somatogramm) miteinander verbunden. Die Einteilung der Monate ist übrigens nicht linear, sondern nach hinten hin gestaucht – der Mathematiker spricht dabei von einer logarithmischen Einteilung. Das hat den Vorteil, dass so der rückläufi-

■ Vom Säulchen zur Säule

Bei Neugeborenen hat die Wirbelsäule noch nicht ihre charakteristische Doppel-S-Form, sie ist zunächst gestreckt. Dies ist allerdings auch angemessen, schließlich verbringt das Kind die ersten Wochen seines Lebens liegend. Innerhalb der ersten zwei Lebensjahre beginnt dann die Wirbelsäule ihre spätere Form auszubilden. Die ersten eigenständigen Bewegungen des Babys fördern diese natürliche Entwicklung.

Durch das selbstständige Anheben des Köpfchens wird zuerst die Halswirbelsäule gestreckt, was zur Ausprägung der nach vorne gerichteten Halskrümmung (Lordose) führt. Die ersten Sitzversuche und die damit einhergehenden Gewichtsbelastungen sind dann für die nach hinten gerichtete, großbogige Wirbelsäulendehnung (Kyphose) verantwortlich. Im Stand, beim Hochheben und bei ersten Gehaktionen nimmt dann schließlich der unterste Begen Wachstumsgeschwindigkeit Rechnung getragen wird und bei normalem Wachstumsverlauf die Messpunkte nahezu eine gerade Linie bilden müssen.

Ein Knick in der Wachstumskurve bzw. eine deutliche Abweichung von der Ideallinie kann darauf hinweisen, dass das Kind nicht normgerecht wächst. Doch dies ist in der Regel kein Grund zur Besorgnis, denn viele Kinder wachsen z.B. in Schüben.

Kinderärzte prognostizieren mit einer praktischen Faustformel die genetisch zu erwartende Erwachsenengröße (Zielgröße) des Kindes. Diese wird aus der Körpergröße der Eltern unter Berücksichtigung des naturgemäßen Größenunterschiedes zwischen Mann und Frau hergeleitet.

Jungen: Körperlänge Vater plus Körperlänge Mutter mal 0,5 plus 6 cm.
Mädchen: Körperlänge Vater plus Körperlänge Mutter mal 0,5 minus 6 cm.
Beide Formeln besitzen allerdings eine statistische Ungenauigkeit von 8,5 cm.

Beispiel: Vater 180 cm, Mutter 160 cm
Zu erwartende Körpergröße beim
Mädchen: $(180 + 160) \times 0,5 - 6 =$
164 cm (plus/minus 8,5 cm)

■ Tragweisen – Baby gut im Griff

Im Gegensatz zu unserer Kultur ist es bei den Naturvölkern heute noch gang und gäbe, Babys und Kleinkinder lange Zeit am Körper zu tragen. Da gerade in den ersten Lebenswochen das Kind noch durch die Schwangerschaft den ständigen Kontakt zur Mutter gewohnt ist, wirkt sich das Tragen des Neugeborenen positiv aus. Das Kind hört die Stimme der Mutter, hat Blickkontakt und nimmt den Körpergeruch wahr. Auch der Gleichgewichtssinn wird durch das Tragen stimuliert. Das alles macht zufriedene Babys – und Mütter.

Beim Tragen des Kindes muss darauf geachtet werden, die eigene Wirbelsäule und die des Kindes nicht unnötig zu belasten. In der Praxis haben sich drei Haltungen bewährt:
Beim Hochnehmen des Säuglings müssen Kopf und Rücken gut gestützt werden. Wenn die Mutter ihre Hand unter das Köpfchen legt, wird der Rücken automatisch durch den Unterarm gestützt.
Bei der *Flieger-Haltung* liegt das Baby bäuchlings auf dem Unterarm der Mutter, wobei die Hand den Oberschenkel des Kindes so umgreift, dass es sicher liegt. Sobald das Baby den Kopf alleine halten kann, bietet sich der *Reitsitz* an, bei dem das Kind mit gespreizten Beinen wechselseitig auf der Hüfte der Mutter liegt.
Bei längeren Strecken kann der Reitsitz durch ein Tragetuch unterstützt werden, wodurch die Mutter außerdem die Hände frei hat. Allerdings werden nur bei korrekter Verwendung Rücken und Beine des Säuglings hinreichend unterstützt. Das richtige Binden sollte deshalb unter Anleitung, z. B. einer Hebamme, geübt werden.
Was für das Kind gut ist, kann jedoch zum Nachteil der Mutter werden. Man sollte sich daher, dem eigenen Rücken zuliebe, diese ungewohnte Belastung nur gelegentlich zumuten. Gegen den klassischen Kinderwagen ist im Wechsel zum Tragen nichts einzuwenden.

Übrigens beginnt das Tragen des Babys streng genommen schon in der Schwangerschaft. Wie bei übergewichtigen Menschen wird der Rücken der Mutter dadurch belastet, dass sich der Schwerpunkt nach vorn verlagert und zusätzliches Gewicht von der Wirbelsäule zu halten ist (siehe Seite 36). Es ist deshalb gerade für Frauen wichtig, schon lange vor einer geplanten Schwangerschaft die Rückenmuskulatur zu kräftigen.

■ Das bewegte Klassenzimmer

Laut einer Umfrage des Meinungsforschungsinstituts Emnid unter 100 Kinderärzten litt im Jahre 2002 in Deutschland bereits jedes dritte Kind unter einem Haltungsschaden. Dies ist umso alarmierender, weil davon insbesondere Schulkinder betroffen sind.

Besonders verwunderlich ist das nicht: Kinder sitzen schon im Grundschulalter wöchentlich 25 bis 30 Stunden auf der Schulbank, und diese ist leider nur in Ausnahmefällen auf die Körpergröße und Bedürfnisse der Kinder abgestimmt. Außerdem sollen die ABC-Schützen ausgerechnet jetzt lernen, längere Zeit still zu sitzen und konzentriert zu arbeiten. Das führt häufig zu einem Missverhältnis zwischen Knochen- und Muskelwachstum.

Wünschenswert wären hier Klassenzimmer, in denen Schulmöbel an die Kinder angepasst werden und nicht umgekehrt. Ein „bewegter" Unterricht sollte durch regelmäßige Bewegungspausen, durch dynamisches Sitzen und den Einsatz alternativer Sitzgelegenheiten gekennzeichnet sein. Hier gibt es noch viel Handlungsbedarf.

Haltungsschäden bei Kindern sind immer wieder auf viel zu schwere *Schulranzen* zurückzuführen. Als Faustregel gilt: Der Ranzen mit Inhalt sollte nicht mehr als ein Zehntel des Körpergewichts des Kindes wiegen.

Ein „Schulranzen-Check" tut häufig schon bei schwer bepackten I-Dötzen not. Sie sollten in jedem Fall mit der Fußwaage das zulässige Höchstgewicht abchecken und darauf achten, dass nur notwendiges Material mitgenommen wird. Die Lehrer sollten ihrerseits dafür Sorge tragen, dass zumindest einige Bücher und Utensilien in den Schränken der Schule aufbewahrt werden können. Außerdem wären „Ausleih-Aktionen" unter den Lernenden sinnvoll.

Tragende Rolle – ein Ranzen auf Achse

Um einer einseitigen Rückenbelastung vorzubeugen, gehört der Schulranzen grundsätzlich auf den Rücken und nicht in die Hand. An Schultagen mit unvermeidbarem Übergewicht empfehlen wir – nach Vorbild der Erwachsenen – auf die so genannten Gepäckroller zurückzugreifen. Die sind leicht und stabil und bereits ab etwa € 15,- erhältlich. Achten Sie beim Kauf auf einen individuell arretierbaren Haltebügel, da dieser nämlich bei Kindern nicht komplett herausgezogen werden muss. Die Schultasche kann dann mit Hilfe von Gummiseilen samt Haken – so wie sie für Fahrradgepäckträger benutzt werden – am Roller fixiert werden.

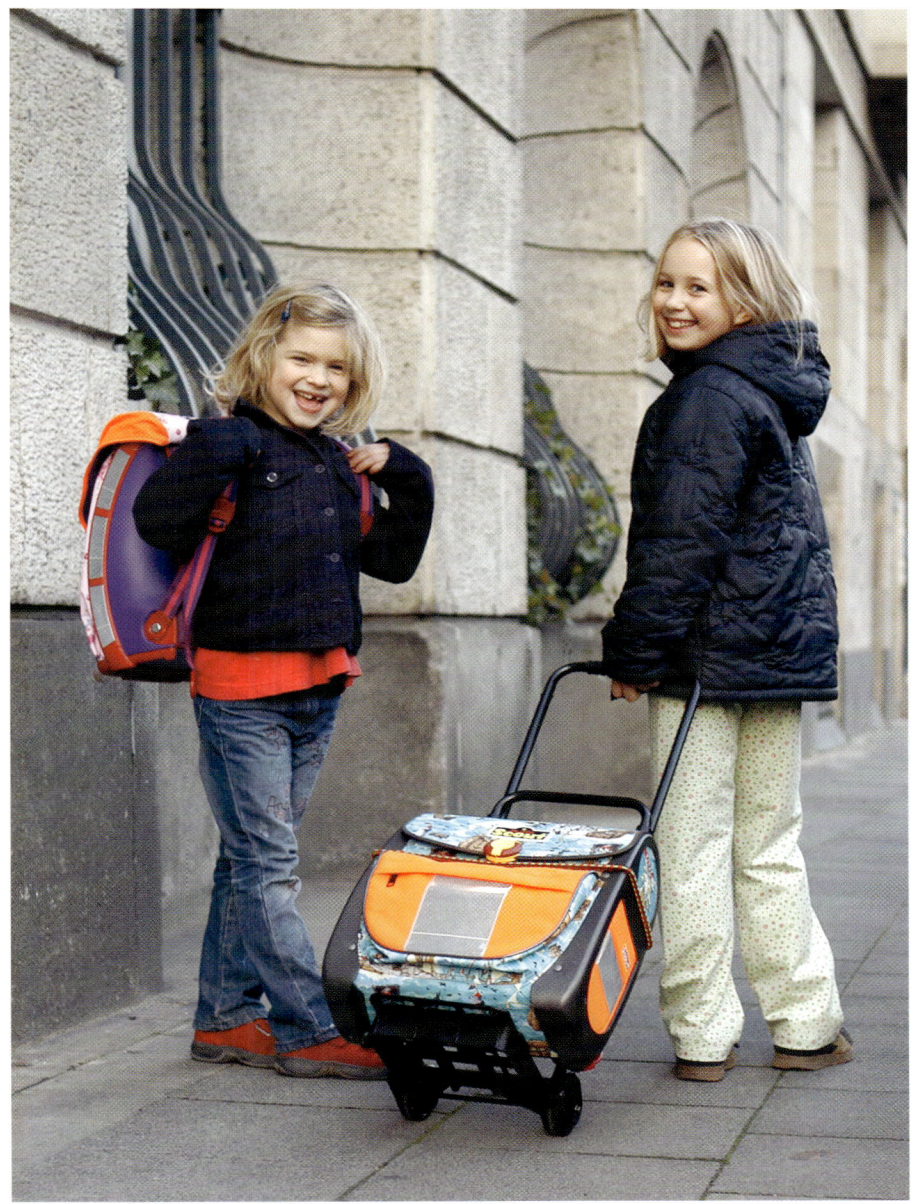

Der obere Rand des Schulranzens sollte immer mit der Schulter abschließen.
Oder wie wäre es mit einem rollenden Ranzen?

Sanfte Wege zum Lockerbleiben

Bereits im 19. Jahrhundert wurde die Massage zur Behandlung vieler Krankheiten eingesetzt. Der Begriff leitet sich vom französischen *masser* bzw. vom arabischen *mass* (berühren) ab und definiert sich als eine, meist manuelle, Einwirkung auf den Körper, zum Zweck der Körperpflege, Krankheitsvorbeugung oder Krankheitsbekämpfung. Mit den unterschiedlichen Massagegriffen und -techniken lassen sich eine Vielzahl verschiedener Wirkungen erzielen:

- Linderung von Schmerzen
- Lösung von Verspannungen
- Durchblutungssteigerung
- Venöse Entstauung
- Leistungssteigerung
- Wohlbefinden

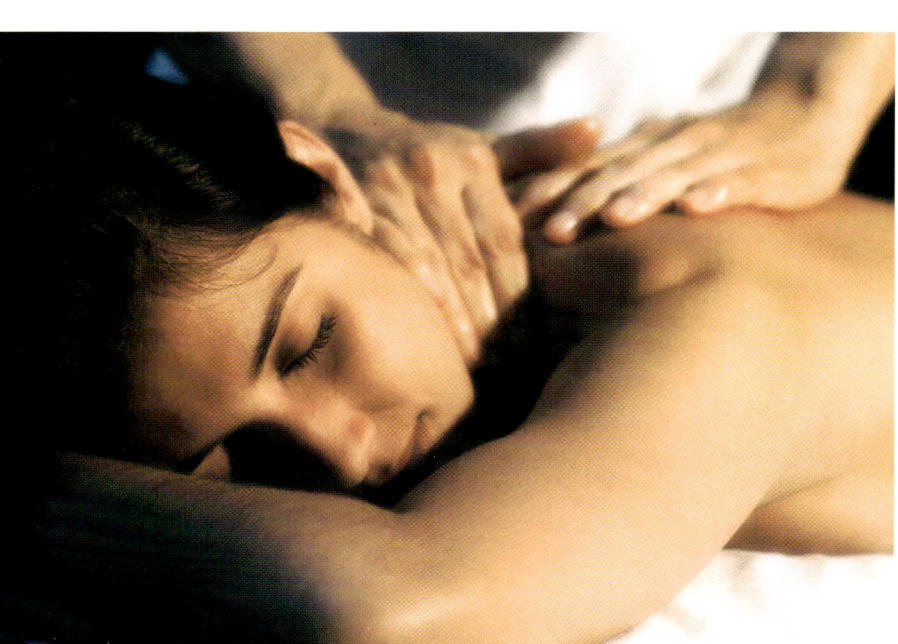

■ Wohlige Rückenmassagen – mit und ohne Partner

Es ist gerade die entspannende Wirkung der Massage, die bei Rückenproblemen den therapeutischen Nutzen bringt. Dabei muss nicht immer ein professioneller Masseur ans Werk gehen. Auch die Hände des Partners können eine echte Wohltat für den Rücken sein. Ein paar Grundregeln sollten dann berücksichtigt werden.

- Ein *Handtraining* mit unseren selbst gefertigten Knautschbällen (siehe Seite 41) kräftigt die Hände des Massierenden, macht sie geschmeidig und empfindsam. Pressen Sie dazu wiederholt die Finger in den Ball und rollen ihn zwischen den Handflächen. Kräftiges Kneten sorgt für angenehm warme Hände.
- Ein *Massageöl* dient in erster Linie als Gleitmittel; fördert aber zugleich die Durchblutung der Haut und kann ein leichtes Wärmegefühl erzeugen.

Als Basis verwendet man dazu ein Pflanzenöl, das gut in die Haut eindringt und sie gleichzeitig pflegt. Die Aromaöle besitzen durchblutungsfördernde Eigenschaften und verbreiten einen frischen Duft.

Massageöl Rücken

100 ml	Jojobaöl
10 Tr.	Rosmarin
10 Tr.	Fichtennadel
3 Tr.	Salbei
5 Tr.	Wacholderbeere
5 Tr.	Eukalyptus
10 ml	Mulsifan

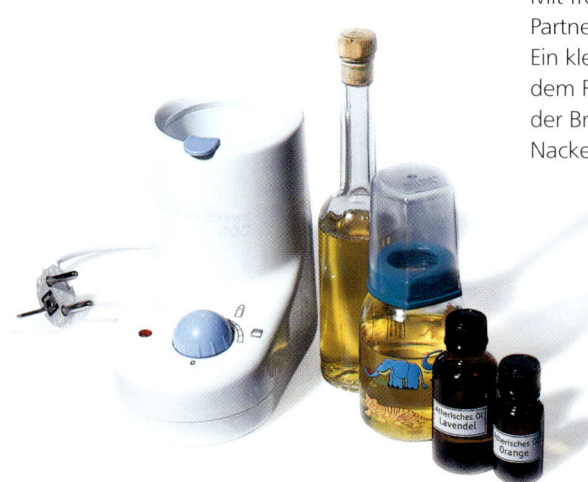

Zum Erwärmen des Massageöls leistet ein „Babywärmer" gute Dienste.

Alles zusammenrühren und schon ist das Massageöl fertig. Der Emulgator Mulsifan – erhältlich in der Apotheke – sorgt dafür, dass das Öl nach der Massage sehr leicht abzuwaschen ist und wirkt außerdem rückfettend. Vor dem Einmassieren kann es auf einer Warmhalteplatte oder in einem Warmhalter für Babyflaschen auf etwa 40° C erwärmt werden.

Eine wohlig warme Raumtemperatur von 22 bis 25° C trägt zur Entspannung bei. Als Unterlage eignet sich der Fußboden mit einer Gymnastikmatte, einer dünnen Schaumstoffmatte oder einer Wolldecke. Wenn die Unterlage nach allen Seiten mindestens 30 cm übersteht, hat es auch der Masseur bequem und kann besser knien. Ein bereit liegendes Handtuch saugt notfalls überflüssiges Öl auf.

Mit freiem Oberkörper legt sich der andere Partner in Bauchlage auf die Bodenmatte. Ein kleines Polster unter dem Bauch gibt dem Rücken Halt und eine Unterlage unter der Brust verhindert Spannungen im Nackenbereich. Die Füße sind warm eingepackt.

Es ist wichtig, eine bestimmte Massagefolge einzuhalten und sie nicht zu unterbrechen. Sie beginnt grundsätzlich mit sanften Streichbewegungen, gefolgt von tiefer gehenden Griffen und einem beruhigenden Abschluss.

Die Wirbelsäule selbst bleibt aber von der Massage stets ausgenommen.

Die klassische Massage kennt etliche Techniken: Streichung (Effleurage); Knetung (Petrissage); Reibung (Friction); Klopfung (Tapotement); Vibration.

1. **Effleurage**: Beide Hände liegen neben der Wirbelsäule auf dem unteren Rücken und streichen fest nach oben. Bei den unteren Rippen schwenken die Hände nach außen und gleiten seitlich zurück. In der Folge gleiten dabei die Hände immer weiter nach oben, bis die Schulter erreicht ist.

2. **Petrissage:** Eine Hüfte wird massiert, als ob man Teig kneten würde. Greifen, pressen, loslassen und seitlich am Rücken, bis zu den Schultern, hocharbeiten. Nach dem Seitenwechsel zweimal wiederholen.

3. **Friction:** Mit den Fingern wird kreisförmiger, tiefer Druck auf die Furche zwischen rechtem Schulterblatt und Wirbelsäule ausgeübt. Dann bis zur Hüfte abwärts arbeiten und die linke Rückenseite bearbeiten.

4. **Tapotement:** Mit gewölbten Händen abwechselnd leicht auf den Po klopfen und auf den ganzen Rücken, mit Ausnahme der Nieren, übergehen. Man kann auch mittels Handkanten, neben der Wirbelsäule, hacken, vom Kreuzbein bis zum Nacken und wieder hinunter.

5. **Effleurage:** Abschließend mit beiden Händen abwechselnd über den Rücken streichen. Zur Stimulation wird leicht und schnell vorgegangen, zur Beruhigung langsam und einschläfernd.

Obwohl sich die meisten Menschen lieber von ihrem Partner massieren lassen, kann die Selbstmassage genauso therapeutisch und vorbeugend wirken. Zur Massage des unteren Rückens hocken Sie sich am besten im Schneidersitz auf die Bodenmatte:

1. Mit den (eigenen) Handflächen den unteren Rücken auf und ab reiben, damit sich die Zone erwärmt.

2. Die Fäuste auf das Kreuzbein pressen und hoch und runter streichen.

3. Mit den Fingerspitzen langsam und kreisend um das Kreuzbein drücken.

4. Anschließend mit den Fäusten locker abklopfen und mit Streichbewegungen enden.

Der Halsbereich hat das Gewicht des „schweren" Kopfes zu tragen und ist häufig verspannt. Im Sitzen verschafft eine selbst ausgeführte Nacken- und Schultermassage jederzeit Linderung:

1. Die Haut zu beiden Seiten der Halswirbelsäule mit den Handflächen pressen. Dabei den Kopf langsam von hinten nach vorne rollen.
2. Mit den Fingern einen tiefen und kreisenden Druck auf den Nacken ausüben. Auch dabei werden die Wirbel ausgespart.
3. Mit der linken Hand wird die rechte Schulter gepresst und diese gleichzeitig nach hinten bewegt. Dann folgt ein Seitenwechsel.
4. Mit der linken Hand wird die rechte Schulter schnell geklopft, um die Blutzirkulation zu optimieren. Anschließend die gleiche Übung mit der linken Schulter durchführen.

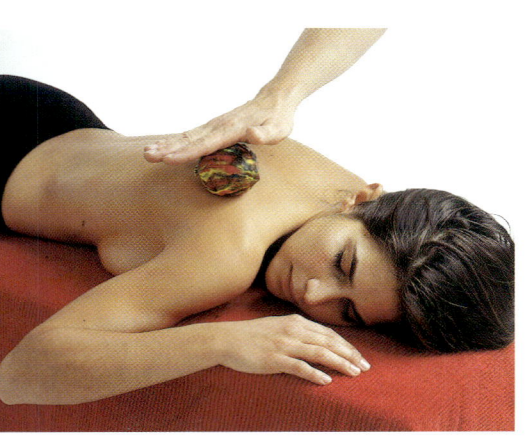

Der hobbythek-Knautschball ist auch bestens zur Stimulation der Haut und Lockerung der Muskeln geeignet.

Zur Stimulation der Haut und Lockerung der Muskeln können auch technische Hilfsmittel ergänzend eingesetzt werden:

- Der Partner rollt einen Knautschball langsam und kreisend über Rücken und Schultern.
- Massagehandschuhe und Massagebänder; hier empfehlen wir die Produkte aus der natürlichen Luffa-Faser.
- Werkzeuge aus Holz oder Kunststoff mit stumpfen Spitzen und Dornen können helfen, durch punktuellen Druck verhärtete Muskelfasern („Trigger-Punkte") zu beseitigen.
- Elektrische Massagegeräte zur Vibration. Versuchen Sie's doch einmal mit einer elektrischen Zahnbürste. Aus hygienischen Gründen bleibt der Bürstenkopf dann selbstverständlich der Körpermassage vorbehalten!

Mit der Reflexzonenmassage an den Füßen tut sich die Schulmedizin noch schwer, weil es für eine Verbindung zwischen den Körpersystemen und entsprechenden Zonen an den Füßen noch keine exakte wissenschaftliche Vorstellung gibt. Die unbestreitbare Wirkung der Fußmassage kann allerdings aus heutiger Sicht nur erklärt werden, wenn man solche Verbindungen als gegeben voraussetzt.
Die „Energiezonen" für unteren Rücken, Kreuz- und Steißbein, Wirbelsäule, Hals und Nacken befinden sich überwiegend

entlang der Innenseite der Fußsohlen, zwischen Ferse und großem Zeh.
Die Reflexzonenmassage lässt sich wunderbar selbst durchführen; aber bitte ohne Verwendung von Öl, da die Finger sonst rutschen:

1. Vor der Druckanwendung die Füße zwischen den Händen rollen. Das entspannt und wärmt.
2. Üben Sie mit dem Daumen von der Ferse entlang der Innenseite der Sohle, bis zum großen Zeh statischen oder gehenden Druck aus. Währenddessen stützt die andere Hand den Fußrücken.
3. Abschließend die Fußsohle sanft von der Ferse bis zu den Zehen entlang streichen.

Selbst genähte Dinkel-Wärmkissen

Dinkelgetreide galt bereits im Mittelalter als wichtiges Heilmittel und wurde vor allem durch Hildegard von Bingen (1098 – 1179) bekannt. Für Wärmkissen sind besonders die Getreidehülsen – der so genannte Spelz – geeignet, der die Füllung jederzeit locker und luftdurchlässig hält, so dass überschüssige Feuchtigkeit schnell vom Körper abgeleitet werden kann. Dinkelkissen können sich besser an die Körperform anschmiegen als die kleinen Wärmflaschen und schützen vor Überhitzung. Ganz nebenbei verbreiten sie einen angenehmen Duft. Vor Gebrauch einfach auf einer Heizung, im Backofen oder in der Mikrowelle aufheizen.

Ein Nackenkissen in „Hörnchen"-Form kann Hals und Nacken gut umschließen. Aus einem naturreinen und ungefärbten Baumwollstoff werden zwei Teile, entsprechend der Vorlage, geschnitten und

aufeinander gelegt. Achten Sie beim Zusammennähen darauf, dass an der Kissenrückseite eine handbreit große Einfüllöffnung bleibt. Drehen Sie den Bezug auf „rechts" und stopfen etwa 500 Gramm Dinkelspelz ins Kissen. Abschließend wird per Hand die Öffnung vernäht.

Unser Rückenkissen bedeckt die gesamte Rückenpartie und kann als Auf- und Unterlage genutzt werden. An einer Stuhllehne befestigt, wärmt es sogar im Sitzen.

Naturreiner und rohweißer Baumwollstoff der Größe 70 x 70 cm wird längs gefaltet, an den schmalen Kanten zusammengenäht, und auf „rechts" gestülpt. Ober- und Unterseite werden parallel zur Schmalseite mit vier weiteren Nähten im jeweils gleichen Abstand zusammengesteppt. Die dadurch gewonnenen Kammern verbessern die Anschmiegsamkeit und gewährleisten eine gleichmäßige Verteilung des Spelzes. Nachdem die Kammern mit jeweils 150 g gefüllt wurden, wird die noch offene Seite an der Kante zweimal umgefaltet, mit der Hand geheftet und schließlich zugenäht. An den Ecken einer Schmalseite werden Stoffbänder genäht, die an eine Stuhllehne gebunden werden können.

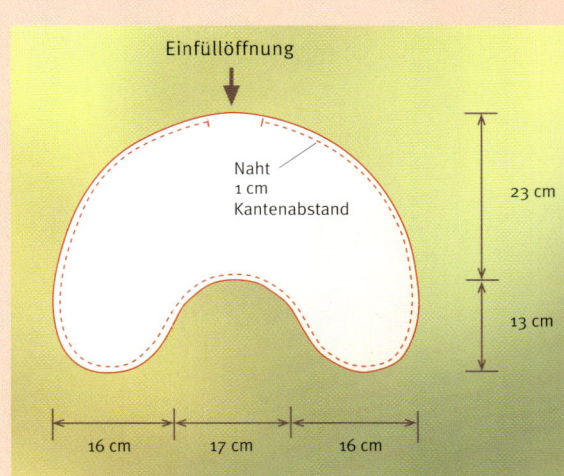

Einfüllöffnung

Naht
1 cm
Kantenabstand

23 cm

13 cm

16 cm   17 cm   16 cm

Die Aromatherapie kann dabei helfen, sich zu entspannen und zur Ruhe zu kommen. Vielen ätherischen Ölen sagt man beruhigende, angst- und spannungslösende Wirkung nach. In einer *Duftlampe* werden diese in einen mit Wasser gefüllten Aufsatz geträufelt, unter dem ein Teelicht brennt. Dadurch verdunstet das Wasser, und der Duft verteilt sich im Raum. Es reichen bereits zehn Tropfen des ätherischen Öls im Wasser aus, um die Luft zu aromatisieren.

Duftmischung Abendstimmung
4 Tr. Zitronenöl
3 Tr. Mandarinenöl
3 Tr. Sternanisöl

In dieser Mischung dominiert der frische Duft der Zitrone. Das Öl wirkt ausgleichend, stimmungshebend und beruhigend. Das Anisöl gibt dem Duft eine herb-würzige Note.

Die Kraft des Wassers

■ Kneippscher Rückenguss

Die Kneippschen Hydro-, also Wassertherapien, genießen auch in heutiger Zeit bei Therapeuten und Patienten ein hohes Ansehen. Die im 19. Jahrhundert vom Pfarrer Kneipp entwickelten Anwendungen hatten und haben das Ziel, den Wärmehaushalt zu regulieren. Sie sollen also nicht etwa abkühlen, sondern die Wärme steigern. Nach heutiger Erkenntnis muss eine „Kneippkur" nicht unbedingt nur mit kaltem Nass arbeiten. Es wird inzwischen empfohlen, die Temperatur den eigenen Bedürfnissen anzupassen. Der Wasserstrahl wird als fast drucklos und „gebunden" beschrieben, was sich sowohl bei abgeschraubtem Duschkopf als auch durch spezielle Gießrohraufsätze erzielen lässt. Dadurch wird nämlich die Wirkungsweise verstärkt, da sich das Wasser großflächiger an die Haut „schmiegen" kann.

Wir empfehlen allerdings moderne Duschköpfe, mit integrierter „Kneipp-Funktion". Sie können außerdem, dank einer Turbine, den Wasserstrahl regelrecht zerhacken und sind auch für eine wohltuende Rückenmassage bestens geeignet.

Gegebenenfalls sollte man sich dazu auch die Anschaffung einer Brausestange oder eines individuell platzierbaren Brauseschalters mit Saugnapfbefestigung überlegen.

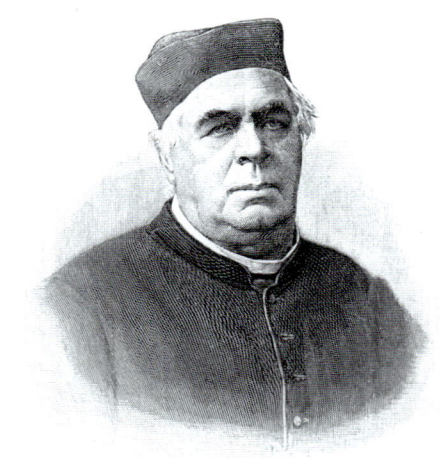

„Ist das Wasser für den gesunden Menschen ein vorzügliches Mittel, seine Gesundheit und Kraft zu erhalten, so ist es auch in der Krankheit das erste Heilmittel."
Sebastian Kneipp (1821 – 1897)

Schmerzen im Wirbelsäulenbereich, Bandscheibenschäden, muskuläre Verspannungen und Entkalkung der Wirbelkörper (Osteoporose) können mit Hilfe des Rückengusses gelindert werden. Hier erweist sich der warme Rückenguss als bekömmlicher. Der Rückenguss gilt in der Kneipp-Philosophie als besonders anspruchsvoll. Einerseits ist seine Technik relativ schwierig, andererseits erfordert er normalerweise eine Hilfsperson.

Für die Hausanwendung empfiehlt sich deshalb nachfolgende, vereinfachte Gießfolge:

Der Wasserstrahl wird vom rechten Fuß, an der Außenseite des Beines, bis zur Hüfte geführt und einige Sekunden halbkreisförmig zwischen Gesäß und Leiste hin und her geschwenkt.

Nachdem der Gießvorgang am linken Bein wiederholt ist, wird die Brause in die linke Hand genommen und von der rechten Hand den Arm entlang bis zur Schulter geführt. Dort wird das Wasser so verteilt, dass es gleichmäßig über die Vorderseite und Rückseite des Körpers fließt. Das gleiche gilt dann für den linken Arm.

Übrigens, ein zentraler Grundsatz des Pfarrers Kneipp lautet: Den Körper stets vorher und nachher wärmen.

■ Das Wannenbad – verjagt Nackensteife und andere Qualen

Immer weniger Menschen steigen in die Badewanne. In unserer schnelllebigen Zeit scheint die Dusche perfekt hineinzupassen. Dabei kann ein Bad in der Wanne in kurzer Zeit Entspannung schenken – sowohl der Sinne als auch der Muskulatur. Die Wärme breitet sich ungehindert im Körper aus und regt die Durchblutung an. So schafft es ein 30-minütiges Wannenbad, bei 38° C häufig Rückenverspannung, Hexenschuss oder Nackensteife zu verjagen.

Die Wirkung wird durch einen wohlriechenden Badezusatz aus ätherischen Ölen noch gesteigert. Dieses Badeöl besteht aus durchblutungsfördernden Ölen. Rosmarinöl regt zudem den Kreislauf an.

Rückenbad	
70 ml	Pflanzenöl
5 ml	Fichtennadelöl
3 ml	Wacholderbeeröl
3 ml	Salbeiöl
3 ml	Rosmarinöl
10 ml	Mulsifan

Bestandteile miteinander vermischen, fertig. Für ein Vollbad reichen etwa zwei Esslöffel Badezusatz.

Als Pflanzenöl können alle fetten Öle verwendet werden, also Avocado-, Mandel- oder Jojobaöl. Diese haben eine hautpflegende bzw. rückfettende Wirkung und sind deshalb in besonderem Maße für trockene Haut geeignet.

Mulsifan (aus der Apotheke) ist ein spezieller, rückfettender Emulgator, der dafür sorgt, dass die Ölmischung sich gleich-

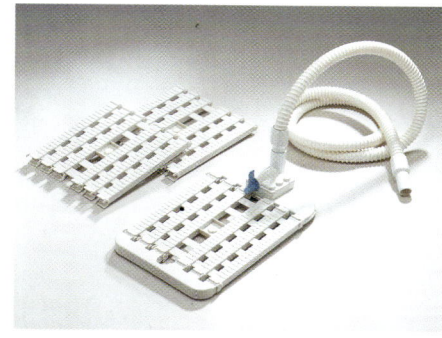

Luftsprudelmatten verwandeln die heimische Badewanne mit wenigen Handgriffen in einen Fitness- und Massagepool.

mäßig im Wasser verteilt und nicht als Fettaugen auf der Wasseroberfläche schwimmt. Die Emulsionsbildung zeigt sich dadurch, dass das Wasser milchig wird, wenn das Badeöl in den einlaufenden Wasserstrahl gegossen wird.

Gesundheitlich sehr zu empfehlen sind so genannte *Luftsprudelmatten* (s. o.). So eine Matte wird einfach in die Wanne gelegt. Sie besteht aus Hunderten, anatomisch verteilten Düsen, die über eine Schlauchverbindung von einem externen Gebläse mit vorgewärmter Luft versorgt werden. Diese Geräte sind ab etwa € 150,- im Fachhandel erhältlich. Vorteil gegenüber den wesentlich teureren Whirlpools ist: Sie sind keine Bakterienfänger.

Die Sprudelblasen bewirken eine Mikromassage, die über die Haut in die Tiefe des Gewebes fortgeleitet wird. Sie erreicht Muskeln und Gelenke und führt zu einer Lockerung und zur Durchblutungssteigerung. Vor allen Dingen bei Bandscheibenschäden mit einhergehenden Muskelverspannungen entpuppt sich solch ein

Sprudelbad als probate Vorbereitung für die Bewegungstherapie. Außerdem wirkt es schmerzreduzierend.

Wichtig beim Kauf einer Luftsprudelmatte ist es, unbedingt auf Systeme mit regelbarer Leistung zu achten. Eine einzige Maximalstufe schränkt das Wirkungsspektrum ein und ist aus ökonomischer Sicht nicht ratsam.

Kein Massageeffekt, aber immerhin ein kurzzeitiges, wohltuendes Prickeln lässt sich auch auf chemischem Wege erzeugen, und zwar durch Kohlensäure. Dazu bieten Drogerien und Kosmetikfirmen teure Badetabletten an, die im Wasser in einer Säure-Base-Reaktion sprudelnd Säure freisetzen. Diese werden zum Gebrauch einfach ins Badewasser gegeben und vorzugsweise am Wirbelsäulenende oder unter dem Nacken platziert.

Wir empfehlen unsere hobbythek-Tabs. Die Zutaten bekommt man allesamt im Lebensmittelgeschäft und in der Apotheke.

Bade-Tabs	
200 g	Natron (Natriumhydrogencarbonat)
100 g	Zitronensäure (pulverisiert)
50 g	Speisestärke
5 EL	Pflanzenöl
10 Tr.	Fichtennadelöl
	Lebensmittelfarbe

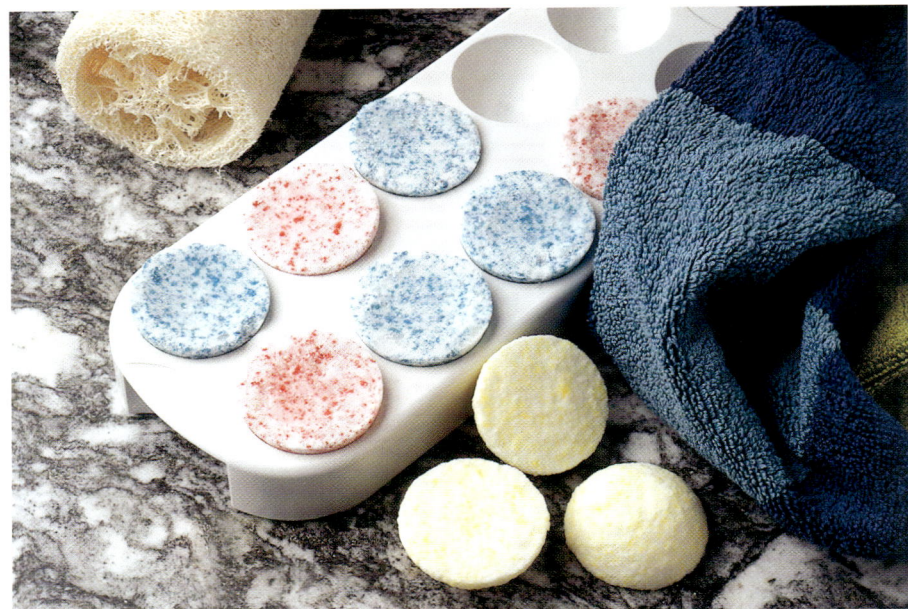

Sprudelnde Bade-Tabs lassen sich leicht selbst herstellen.

Trockene Zutaten in einer Schüssel vermengen und mit den Ölen verkneten, bis sich eine feste Teigmasse gebildet hat. In feste Förmchen, z. B. eine Eiablage aus dem Kühlschrank, drücken und einen Tag ins Tiefkühlfach stellen. Aus der Form lösen und in luftdichten Gefäßen lagern, damit keine Feuchtigkeit angezogen wird. Wäre das nicht auch eine originelle Geschenkidee?

SCHWERELOS IM KÜHLEN NASS

■ Aquafitness

Kaum eine Sportart wird in so engem Zusammenhang mit der Vorbeugung und Therapie von Rückenleiden gebracht, wie das *Schwimmen*.

Durch die Auftriebskraft des Wassers ergibt sich eine optimale Entlastung der Bandscheiben und Gelenke, bei gleichzeitiger Aktivität der Extremitäten. Der Wasserwiderstand sorgt dabei für eine gezielte Kräftigung der gesamten Muskulatur. Was zum Beispiel in der so genannten Schlingentischtherapie durch Hochhängen einzelner Körperabschnitte unter erheblichem Auf-

wand erreicht wird, kann viel einfacher durch Eintauchen ins Wasser erreicht werden. Außerdem bleibt dabei noch die volle Beweglichkeit der Gelenke bewahrt. Während Kraul- und Rückenschwimmen praktisch uneingeschränkt zu empfehlen sind, sollte man beim Brustschwimmen auf ruhige Gleitphasen achten, in denen der Kopf so wenig wie möglich nach hinten in den Nacken gezogen wird. Die Halswirbelsäule kann so nicht überstreckt werden. Die Lendenwirbelsäule befindet sich nicht ständig im Hohlkreuz.

Bei der Wahl der unterschiedlichen Schwimmtechniken muss die eigene körperliche Belastbarkeit einbezogen werden. Für den, der gerne und regelmäßig schwimmt, lohnt sich ein maßgeschneidertes Schwimmtraining. Ansonsten gibt es etliche Alternativen zum konventionellen „Bahnen-Ziehen".

■ Wassergymnastik: schonend und effektiv

Die Wassergymnastik verbindet die positiven Eigenschaften der Gymnastik mit den Vorteilen des Wassers und ist bei Wirbelsäulen- und Gelenkbeschwerden oder Osteoporose besonders geeignet. Die Übungen werden dabei in hüft- bis brusttiefem Wasser absolviert, meist mit Hilfsmitteln wie z. B. Bällen, Wasserhanteln oder dem Beckenrand.

Eine günstige und lohnende Anschaffung sind die so genannten Schwimmnudeln, auf denen man im Wasser angenehm liegen kann. Die Wirbelsäule und verspannte Rückenpartien werden wunderbar entlastet.

Eine gute Aquaübung zur Kräftigung der Rücken- und Schultermuskulatur ist es, wenn eine Schwimmnudel mit beiden Händen hinter dem Rücken gehalten wird und dabei die Ellenbogen locker aufliegen. Mit den Armen werden dann die Nudelenden so weit nach unten gedrückt, bis sie sich treffen. Die Beine werden zur Balance leicht bewegt und führen kleine Kicks nach vorne aus.

Fragen Sie einfach in einem Schwimmbad in Ihrer Nähe nach, ob dort Aquagymnastik angeboten wird. Das Üben in der Gruppe kann nämlich auch viel Spaß machen.

Unter www.aquateam.de erfahren Sie, wo in Deutschland speziell ausgebildete Trainer zu finden sind.

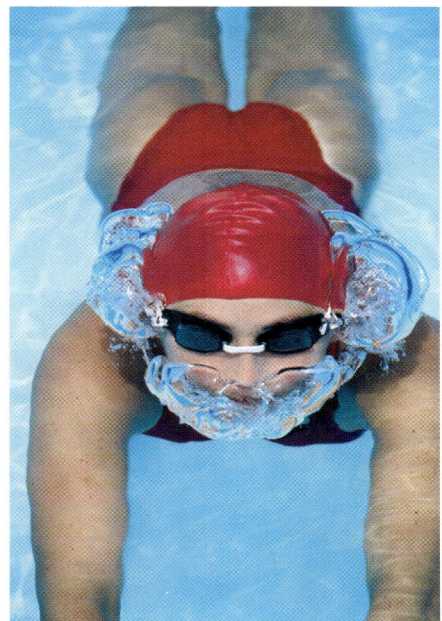

Kaum eine Sportart wird in so engen Zusammenhang mit der Vorbeugung und Therapie von Rückenleiden gebracht wie das Schwimmen.

■ Aquajogging: ideal für Ungeübte

Beim Aquajogging sind hauptsächlich zwei Formen zu unterscheiden: im hüft- oder brusttiefen Wasser *mit* Bodenkontakt oder in tiefen Wasser mit einer Auftriebshilfe. Hierfür gibt es spezielle Schaumstoffgürtel (Aqua-Belts). So können Laufbewegungen, ohne zusätzliche Schwimmbewegungen, ausgeführt werden. Der Läufer bleibt senkrecht, die Wirbelsäule entlastet. Dieses Training ist gerade für Personen mit Rückenproblemen gut geeignet.

Gegenüber dem Joggen an Land wird auch die Gefahr von überhöhten Sprung- und Kniegelenkbelastungen sowie ein Umknicken im Fußgelenk ausgeschaltet. Aquajogging ist daher ideal für Nichttrainierte und übergewichtige Menschen geeignet.

Einfachste Variante stellt der *Schrittlauf* dar. Er kommt einem zügigen Spaziergang an Land sehr nahe. Die Hüfte wird dabei leicht nach vorne gestreckt und die Beine beginnen sich in einer runden Bewegung, ähnlich der beim Fahrradfahren, aus der Hüfte heraus zu bewegen. Die Knie müssen unterhalb der Hüfte bleiben und die Arme in einer lockeren Bewegung mitarbeiten. Hilfreich ist die Vorstellung, sich einen Ball zwischen seinen Schulterblättern einklemmen zu wollen.

Bei allen Aqua-Sportarten bringt ein Training von mindestens zweimal pro Woche für eine halbe Stunde den größten Nutzen.

Das Prinzip des Archimedes

Der griechische Naturwissenschaftler Archimedes hat's im dritten Jahrhundert vor Christus herausgefunden: Taucht man einen Körper in eine Flüssigkeit, „verliert" er so viel an Gewicht, wie die von ihm verdrängte Flüssigkeitsmenge wiegt.

Vorausgesetzt, dass ein Mensch etwa die gleiche Dichte hat wie reines Wasser, wiegt er im Wasser nur noch etwa so viel, wie der Körperteil, der aus dem Wasser herausragt.

Steht zum Beispiel jemand von 70 Kilogramm bis zum Halse im Wasser, wiegt er nur noch so viel wie sein Kopf. Das sind etwa ein Zehntel des Körpergewichts, also nur noch rund sieben Kilogramm.

Da Salzwasser eine deutlich höhere Dichte als reines Wasser besitzt, vergrößert sich auch die Auftriebskraft.

Das schwerelose Schwimmen im Toten Meer zeigt das eindrucksvoll.

Starke Knochen schützen vor Osteoporose

Knochen sind lebendig. Ständig bauen sie Mineralstoffe, vor allem Calcium, ein und auch wieder aus. In jungen Jahren überwiegen die Aufbauvorgänge. Deshalb nimmt die Knochenmasse und die Knochendichte zunächst stetig zu. Zwischen dem 30sten und dem 35sten Lebensjahr sind die Knochen am stärksten, Mediziner sprechen vom „peak bone mass". Danach geht's wieder bergab (siehe Grafik). Über viele Jahre hinweg kann sich dann ganz langsam und „lautlos" eine Osteoporose entwickeln. Der Knochen baut sich dabei im Laufe der Jahre zu weit ab, er wird

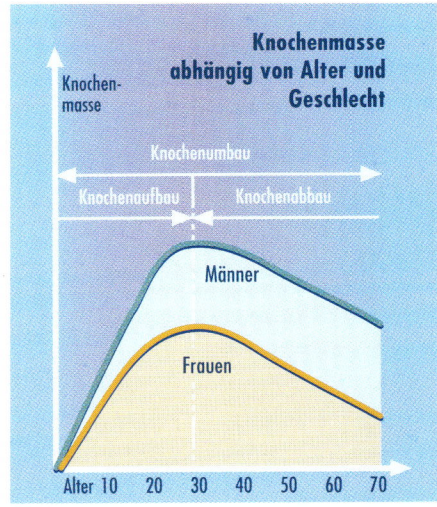

In jungen Jahren überwiegt der Knochenaufbau.

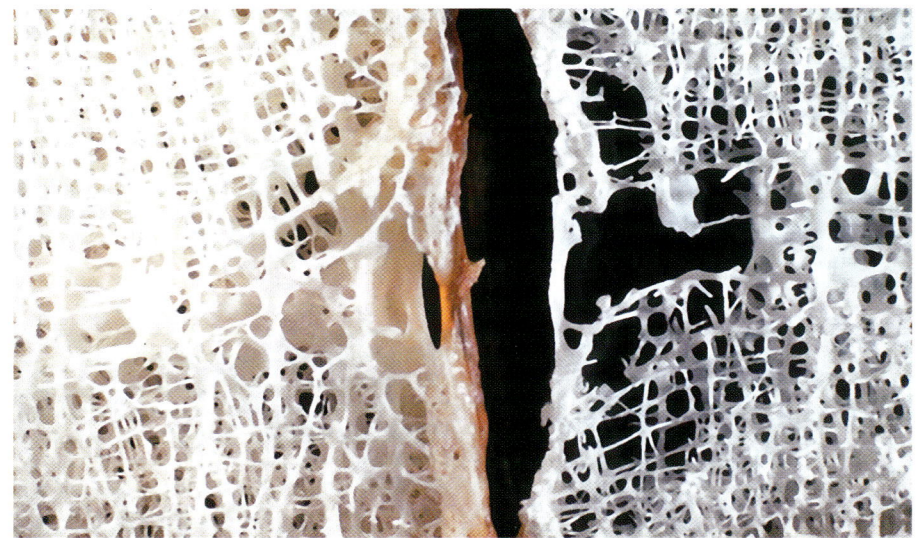

Bei der Osteoporose werden dem Knochen Mineralien, v.a. Calcium, entzogen. Dadurch wird der Knochen immer poröser.

porös und kann leicht brechen. Manchmal reicht dann schon ein ungelenkes Anheben einer Tasche oder ein starkes Niesen. Die Erkrankung verläuft schleichend. Am Anfang hat man keine Schmerzen und auch sonst gibt es keine spürbaren Symptome.

Besonders gefährdet ist die Wirbelsäule. Alle fünf Minuten bricht in Deutschland statistisch ein Wirbelkörper als Folge der Osteoporose. Die Patienten verlieren dadurch mit der Zeit an Größe. Nach und nach ändern sie auch ihre Haltung. Sie beugen sich nach vorne und entwickeln so einen Rundrücken, den so genannten Witwenbuckel (siehe Grafik). Ein Großteil der Wirbelbrüche bleibt vom Betroffenen zunächst unbemerkt. Da die Rückenmuskulatur zusammen mit der Wirbelsäule eine Einheit bildet, kommt es zu falschen Belastungen der Rückenmuskulatur und letztlich zu Schmerzen. Diese Beschwerden werden häufig einem Rheuma angelastet. Der Ausdruck Witwenbuckel zeigt, dass es besonders häufig Frauen sind, die unter der Krankheit leiden. Insgesamt sind in Deutschland über fünf Millionen Menschen an Knochenschwund erkrankt – darunter 18 % aller Frauen über 40 Jahre, aber nur 6 % der Männer dieser Altersgruppe. Bei den Frauen liegt das vor allem an der Hormonumstellung während der Wechseljahre. Der Mangel an dem Hormon Östrogen wirkt sich nachteilig auf den Stoffwechsel der Knochen aus (s. u.). Jüngere Menschen erkranken selten. Meistens gibt es dann besondere Gründe, z. B. bei jungen Frauen Änderungen der Hormonspiegel, wenn ihnen die Eierstöcke entfernt wurden, oder Männer mit einem Defizit an Geschlechtshormonen. Auch Schilddrüsenüberfunktion, langjährige Behandlung mit hohen Dosen an Cortison und Untergewicht können Auslöser sein. Osteoporotische Brüche zu behandeln ist äußerst kompliziert und oftmals heilen die Knochen nicht mehr richtig zusammen. Nicht selten führen die Knochenverände-

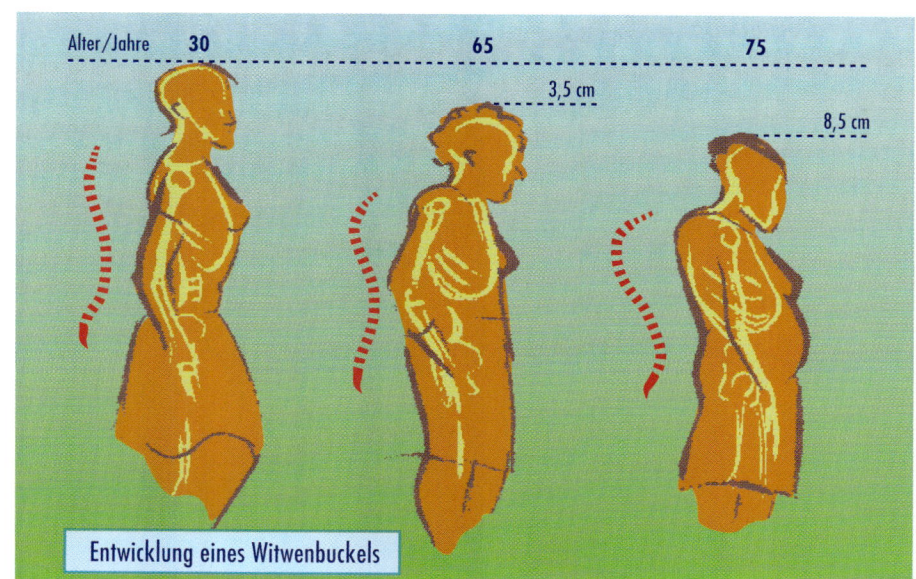

Der Witwenbuckel ist eine Folge des Calciumabbaus durch Stoffwechselvorgänge.

rungen zu starken Schmerzen und frühzeitiger Invalidität. Viele dieser Schicksale sind vermeidbar, denn einer Osteoporose kann vor allem durch richtige Ernährung und regelmäßige Bewegung im Freien vorgebeugt werden.

Wer gefährdet ist und dem Knochenschwund vorbeugen oder den Verlauf abbremsen möchte, sollte zunächst zwei Faustregeln beachten:

■ Je besser der Knochenaufbau in jungen Jahren, desto geringer die Gefahr einer Osteoporose im Alter.

■ Je schlechter der Knochenaufbau in jungen Jahren, desto wichtiger alle Maßnahmen zur Knochenerhaltung im Alter.

TIPPS UND EMPFEHLUNGEN FÜR STARKE KNOCHEN

■ Regelmäßig bewegen und Sport treiben, denn dadurch wird der Knochen gestärkt.

Knochen verhalten sich wie Muskeln, bleiben sie untrainiert, bilden sie sich zurück, werden sie beansprucht, bauen sie sich auf.

Im Übungsteil finden Sie für jeden Geschmack praktische Anregungen zum sportlichen Aufbau der Knochen.

■ Auf eine ausreichende Zufuhr an Calcium achten (1000 bis 1500 Milligramm Calcium pro Tag).

Das calciumreichste Lebensmittel überhaupt ist Milch. Sinnvoll ist es deshalb jeden Tag ein Glas zu trinken. Das hört sich einfach an, aber leider konsumieren gerade Kinder, bei denen eine genügend hohe Calciumzufuhr wegen des kontinuierlichen Knochenwachstums ein absolutes Muss ist, immer weniger Milch. Gerade die Schulmilch ist heute eher out.

Auch bei älteren Osteoporose-Patienten (Durchschnittsalter 60 Jahre) konnte nachgewiesen werden, dass sie in ihrer Kindheit und Jugend nur etwa halb so viel Calcium über Milch und Milchprodukte aufgenommen haben wie Gleichaltrige mit gesundem Skelett.

Professor Heinrich Kasper von der Medizinischen Klinik in Würzburg vertritt gar die Ansicht, dass ohne Verzehr von Milch und Milchprodukten eine optimale Calciumversorgung nicht möglich ist. Es sei denn man greift zu Calcium-Präparaten.

Viel Calcium ist neben der Milch natürlich auch in Milchprodukten wie Käse, Butter-

milch, Kefir, Quark und Joghurt enthalten. Wer sich kalorienbewusst ernähren möchte, kann auch auf die fettarmen Varianten zurückgreifen, also Magermilch, fettarmen Joghurt oder fettreduzierten Quark. In den letzten Jahren hat sich auch das Angebot an fettarmen Käsesorten enorm erweitert. Camembert, Tilsiter, Gouda, Butterkäse und viele andere Sorten gibt es heute schon mit Fettgehalten zwischen 20 % und 30 %.

Übrigens, schon zweieinhalb Gläser Milch (0,5 Liter) und eine Scheibe Käse, z. B. Emmentaler, decken den gesamten Tagesbedarf an Calcium.

Relativ calciumreich sind neben den Milchprodukten Hülsenfrüchte, insbesondere Sojabohnen, und auch Getreide, bei den grünen Gemüsen Brokkoli, Endivien, Fenchel, Grünkohl, Staudensellerie, Kohlrabi, Lauch, Kartoffeln und Wirsing.

Sesam und die Samen des Amaranth sind ganz hervorragende Calciumlieferanten. Deshalb haben wir hierzu besonders viele Rezepte entwickelt.

Wer wenig isst, etwa bei Diäten, kann natürlich auch auf Calciumpräparate zurückgreifen. Es gibt sie in verschiedenen Formen, z.B. als Brausetablette, in Drogerien, Reformhäusern oder auch Apotheken. Bei einer Neigung zur Bildung von Nierensteinen sollte vor der Einnahme ein Arzt befragt werden.

- Calciumreiche Mineralwässer und calciumangereicherte Fruchtsäfte bevorzugen.

Auch hartes Leitungswasser ist knochengesund. Es enthält mehr Calcium und andere Mineralstoffe als weiches.

- Vitamin D fördert die Calciumaufnahme, deshalb möglichst häufig im Freien aufhalten, denn Vitamin D wird in unserer Haut durch Einwirkung der UV-Strahlen der Sonne gebildet.

Wer nicht die Möglichkeit hat, täglich 15 Minuten spazieren zu gehen, sollte gute Vitamin-D-Lieferanten, wie Fisch, Ei, Käse oder Milch regelmäßig auf seinen Speiseplan setzen.

- Zu viel Phosphat verringert die Calciumaufnahme, deshalb Cola-Getränke, zu viel Fleisch und Wurst sowie Schmelzkäse meiden.

- Oxalsäure bindet Calcium, deshalb den Genuss von oxalsäurereichen Lebensmitteln, wie Spinat, Rhabarber und Mangold, aber auch von Schokolade und Nuss-Nougat-Produkten begrenzen.

- Alkohol in Maßen ist für den Mineralstoffhaushalt der Knochen nach heuti-

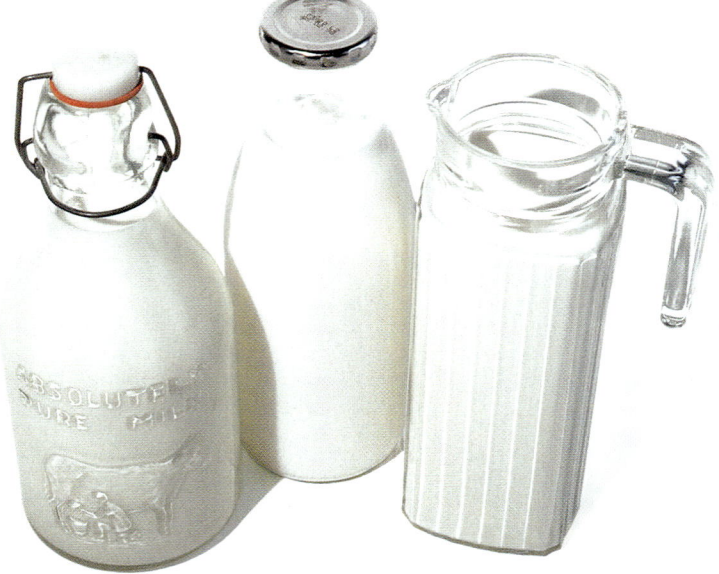

Die Natur hat die Milch als alleiniges Nahrungsmittel für die Neugeborenen aller Säugetiere vorgesehen – und das aus gutem Grund: sie ist das calciumreichste Lebensmittel überhaupt und für das Knochenwachstum ein absolutes Muss.

gem Kenntnisstand vollkommen unproblematisch. Übermäßiger Alkoholkonsum allerdings greift vielschichtig und massiv in unseren Stoffwechsel ein. Das schadet auch den Knochen.

- Kaffee fördert die Ausscheidung von Calcium mit dem Urin. Bei Frauen nach den Wechseljahren, die über Jahre hinweg zwei bis drei Tassen pro Tag getrunken hatten, konnte eine verminderte Knochendichte festgestellt werden. Deshalb nicht mehr als drei Tassen täglich genießen und besonders auf eine ausreichende Versorgung mit Calcium achten.
- Nachteilig sind außerdem: Rauchen, Abführmittel und Kleie.

Kleie enthält sehr viel Phytin. Dieser Stoff bildet im Verdauungstrakt unlösliche Calciumsalze, die anschließend ausgeschieden werden. Calcium wird hingegen besser aufgenommen und eingebaut, wenn unserem Körper genügend Vitamin C zur Verfügung steht. Deshalb immer auf Vitamin-C-haltige Beilagen wie z. B. Salate oder Orangensaft achten. Da auch Vollkornmehl Kleie enthält, sollten Betroffene Vollkornprodukte nicht im Übermaß essen.

Unsere Gene sind mitverantwortlich für das Auftreten der Erkrankung. Afrikaner z. B. haben von Natur aus festere Knochen und leiden daher auch seltener unter Osteoporose als Europäer. Wir können unsere Gene durch eine effiziente Vorbeugung austricksen. Neben der Ernährung und der Bewegung lassen sich auch unsere Hormone, insbesondere die Sexualhormone, beeinflussen:

Künstliche Hormone: Hormonersatztherapie

Gynäkologen setzen häufig auf die künstliche Gabe von Östrogen. Ein ausgeglichener Östrogen-Spiegel soll Osteoporose verhindern und ganz nebenbei ließe sich nach den Wechseljahren das Herzinfarktrisiko der Frauen senken. Gleich mehrere Studien zeigen aber mittlerweile, dass die altersbedingte Osteoporose und Herzinfarkt auf diese Art kaum zu bewältigen sind. Zwar wird die Knochendichte durch die Hormone tatsächlich verbessert, Knochenbrüche lassen sich dadurch dennoch nicht vermeiden. Auch beim Herzinfarkt zeigten sich neue Ergebnisse. Zwei Jahre nach dem Beginn der Women's Health Initiative (WHI)-Studie in den USA, an der 27 000 amerikanische Frauen teilgenommen hatten, stand fest, dass das Herzinfarktrisiko nach zwei Jahren sogar leicht angestiegen war. Die renommierte Amerikanische Herz Assoziation (AHA) warnt sogar ausdrücklich vor einer Hormonersatzbehandlung, die ausschließlich zum Schutz vor Herzinfarkt dient. Wenn es jedoch um die Behandlung von konkreten Wechseljahrsproblemen wie z. B. schweren Hitzewellen geht, kann eine Hormonersatztherapie wirklich helfen.

Das Kuratorium Knochengesundheit e.V. bescheinigt der Hormonersatztherapie nur eine „begrenzte Beweislage". Eine unabhängige Beratung ist in jedem Fall zu empfehlen, denn Medikamente haben immer auch Nebenwirkungen.

Informationen können nicht nur beim Arzt eingeholt werden:

- Im Bundesselbsthilfeverband Osteoporose e.V. sind mehr als 15000 Mitglieder in über 300 Selbsthilfegruppen organisiert. Telefon 02 11-31 91 65, www.bfo-aktuell.de

- Das Netzwerk-Osteoporose e.V. möchte sich zur umfassenden „Informationsdrehscheibe" entwickeln. Betroffenen soll frühzeitig der Weg in Selbsthilfegruppen geebnet werden. Telefon 0 52 51-28 05 86, www.netzwerk-osteoporose.de
- Das Kuratorium Knochengesundheit e.V. hat einen Test entwickelt, mit dem das Risiko an Osteoporose zu erkranken abgeschätzt werden kann: Telefon 0 19 00-85 45 25, Mo. – Fr. 8.30 – 12.30 Uhr, www.osteoporose.org

In vielen Fällen reicht es, auf natürliche Mittel zu setzen, um den Befund zu mildern oder sogar zu beheben. Bei Frauen entscheiden zeitgemäße Frauenärzte individuell. Immer häufiger heißt das flankierende Mittel Phytoöstrogene.

Hormone aus der Pflanze – Phytoöstrogene

Phytohormone bieten unserem Körper die Vorteile der Östrogene, aber nicht deren Nachteile. Sie schützen auf sanfte Weise den Körper von Männern und Frauen vor Osteoporose und zudem auch vor Herz-Kreislauf-Erkrankungen. Längst sind sie auch als Arzneimittel erhältlich. Frauenärzte verschreiben sie immer häufiger bei Wechseljahresbeschwerden, auch die der Männer. Außerdem senken sie den Cholesterin-Spiegel und vermutlich schützen sie sogar vor Prostata-Krebs.

Phytoöstrogene sind sekundäre Pflanzenstoffe. Zu ihnen zählen Isoflavone und Lignane. Isoflavone stecken z.B. in Sojabohnen, Tofu, Sojawürstchen oder Tempeh. Lignane kommen u.a. in Leinsamen, Sonnenblumenkernen, Brokkoli oder

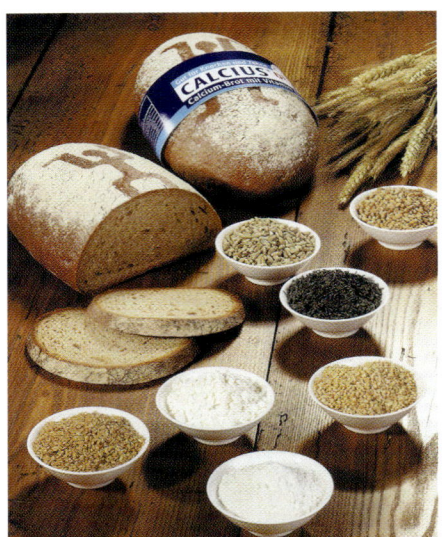

Schon zwei bis drei Scheiben eines phytoöstrogenhaltigen Brotes decken den Tagesbedarf an Pflanzenhormonen.

gewonnen wird. Unterstützt wird es von Lebertran, der besonders reich an natürlichem Vitamin D ist. An der Frauenklinik der medizinischen Fakultät der Universität Rostock wurde ein solches Brot in seiner Wirkung auf Frauen in den Wechseljahren geprüft. Das Hauptziel der Untersuchung bestand darin, nachzuweisen, ob die Anreicherung von Lebensmitteln mit diesen speziellen Nährstoffen klimakterische Beschwerden bei Frauen in der Menopause verringern könne. Eine Verbesserung des Knochenstoffwechsels in Richtung Knochenaufbau stand ebenso auf dem Prüfstand. 90 Frauen nahmen an der Studie teil. Schon nach ein paar Monaten Verzehr des Brots festigten sich die Knochen der Probandinnen. Auch konnten sie belegen, dass typische Wechseljahres-Beschwerden deutlich besser wurden. Hitzewallungen, Herzrasen, Schlafstörungen und Reizbarkeit nahmen ab.

■ Leckeres hält die Hormone im Lot

Müsli mit Sojajoghurt	
(für 2 Personen)	
3	Datteln
2	Feigen
2	Aprikosen
5 EL	Sojajoghurt
5 EL	Haferflocken
1 Pr.	Zimt

Früchte klein schneiden und mit dem Joghurt verrühren. Haferflocken unterheben und mit Zimt würzen.

Knoblauch vor. Wissenschaftler empfehlen Frauen täglich 60 bis 100 Milligramm Phytoöstrogene. Und die stecken dann z.B. in 60 Gramm Sojabohnen, 400 Gramm Sojawürstchen, 330 Gramm Tofu oder 20 Gramm Leinsamen. Ratsam ist es regelmäßig phytohormonhaltige Lebensmittel auf den Tisch zu bringen.
Im Handel gibt es auch spezielle Brote mit Phytoöstrogenen zu kaufen, z.B. unter dem Namen Calcius D3. Das Mehl enthält eine ausgeklügelte Mischung aus wirkungsreichen Lebensmitteln: Leinsaat und Sojaschrot liefern Phytoöstrogene, die sich sowohl bei Wechseljahrsbeschwerden als auch bei Osteoporose günstig auswirken. Dem Knochenschwund wirkt auch das Calcium im Brot entgegen, der aus Joghurt

Gemüse-Wok mit Tofu	
(für 4 Personen)	
200 g	Zuckerschoten
1	Chinakohl
1	rote Paprika
20 g	getrocknete Mu-Erh-Pilze
300 g	chin. Weizennudeln
200 g	Tofu

Zuckerschoten putzen, Pilze 30 Minuten in Wasser einweichen und klein schneiden, Chinakohl und Paprika in Streifen schneiden. Nudeln nach Packungsanweisung zubereiten.

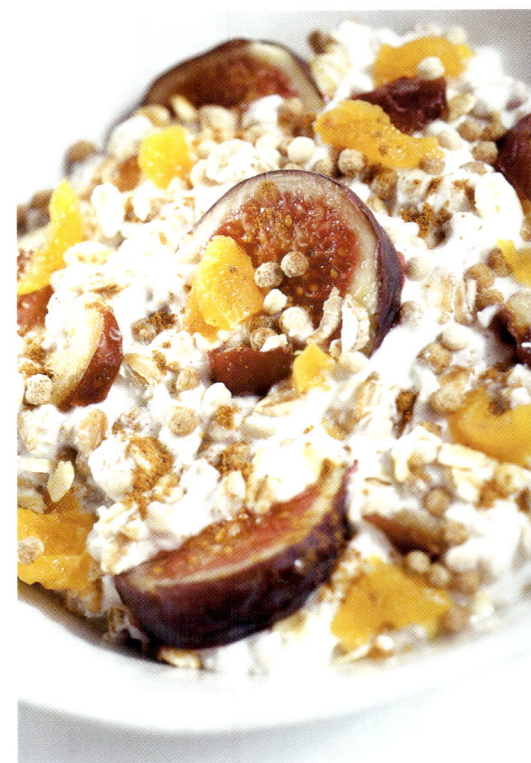

Müsli mit Sojajoghurt.

Für die Marinade Zutaten miteinander verrühren und den in Würfel geschnittenen Tofu 30 Minuten marinieren. 1 EL Pflanzenöl im Wok erhitzen und das Gemüse braten. Nach ca. 10 Minuten Chinakohl, Tofu plus Marinade dazugeben und etwa zwei Minuten dünsten. Die Nudeln unterheben und kurz mitbraten. Mit Salz und Pfeffer würzen. Guten Appetit!

Brokkoli süßsauer mit Tempeh

(für 4 Personen)

200 g	Basmatireis
750 g	Brokkoli
1	Porreestange
75 g	Cashewnüsse
3 EL	trockener Sherry
2 EL	Sojasauce
1 TL	Honig
1 kleine	Chilischote

Porreestange längs halbieren und in Ringe schneiden, den Brokkoli in kleine Röschen zerteilen. Ein EL Pflanzenöl im Wok erhitzen, Gemüse und halbierte Cashews fünf Minuten rührbraten. Chilischote fein hacken und mit Sherry, Sojasauce und Honig mischen, unterrühren und nochmals fünf Minuten weitergaren. Den gekochten Reis unterheben.

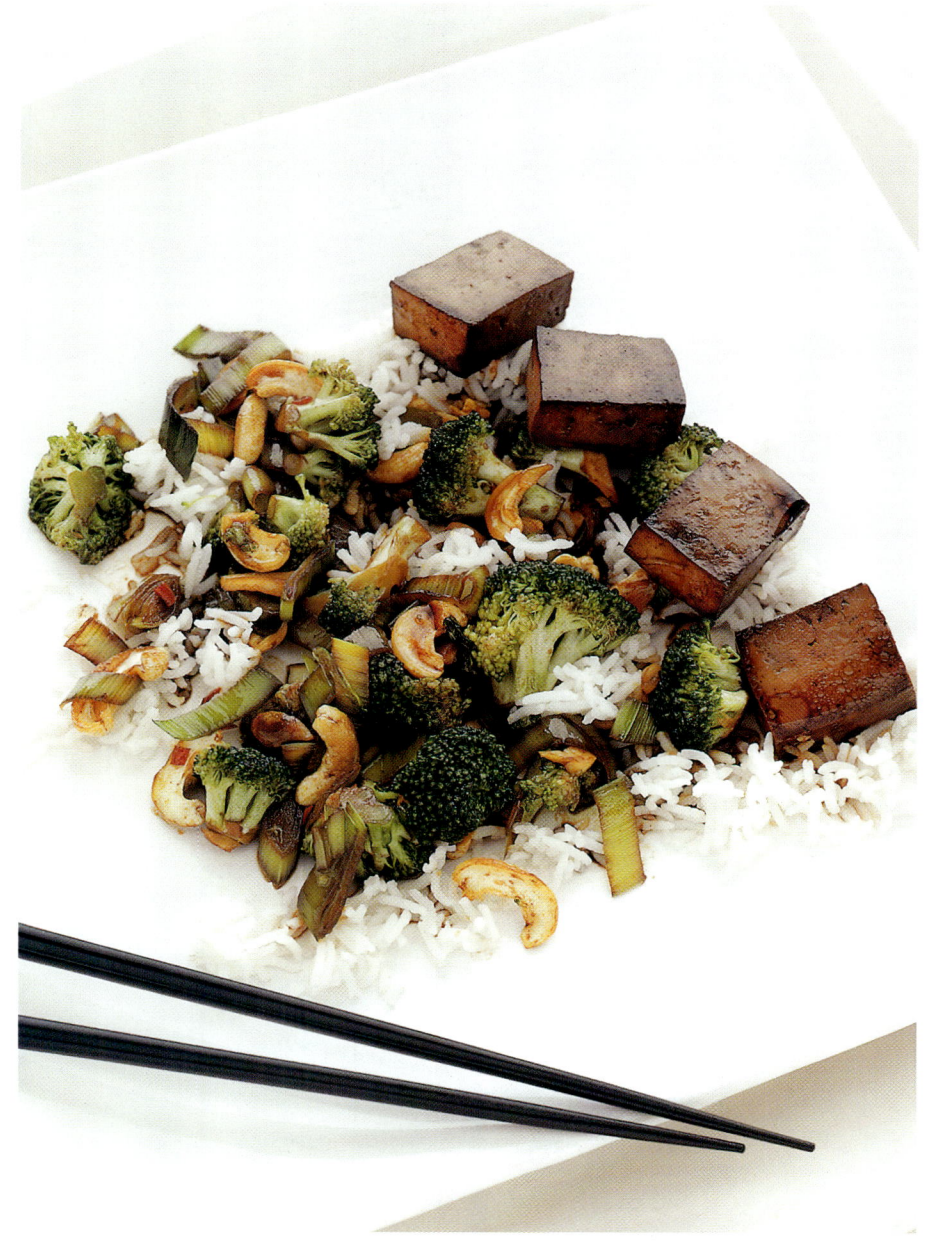

Tempeh ist reich an Phytoöstrogenen – und auch Brokkoli enthält dieses sanfte Mittel aus der Natur.

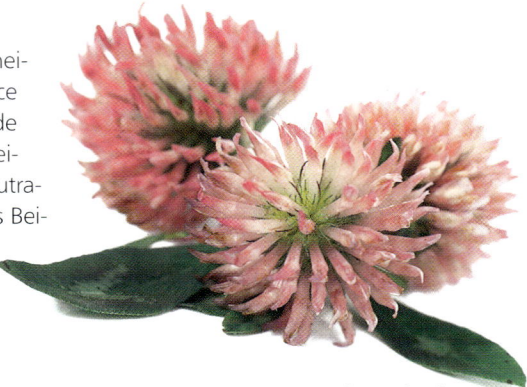

Tempeh in 1,5 cm dicke Scheiben schneiden. Die übrigen Zutaten zu einer Sauce verrühren und den Tempeh eine Stunde marinieren. Die Gewürze von den Scheiben abstreifen und den Tempeh in neutralem Pflanzenöl goldbraun frittieren. Als Beilage zu dem süßsauren Brokkolireis servieren.

Osteoporose frühzeitig erkennen

Umso früher eine Osteoporose erkannt wird, desto besser die Chancen, ernsthaften Brüchen vorzubeugen.

Zunächst sollte ein Risikocheck durchgeführt werden. Einfache Fragebögen dafür gibt es in der Apotheke oder im Internet, gelegentlich auch beim Hausarzt. In jedem Fall ist ein Gespräch mit dem Arzt zu empfehlen, in einer Anamnese kann er eine individuelle Gefährdung schnell ermitteln.

Falls ein hohes Risiko vorliegt, werden auch aufwendige Untersuchungen durchgeführt:

Knochendichtemessung

Bei der Osteodensitometrie kommen Röntgenstrahlen in geringerer Dosis zum Einsatz. Entweder im Durchstrahlverfahren (DPX/DXA) oder als Computertomografie (QTX/QTX).

Bei der Doppelenergie-Photonen-Absorptionsmethode (DPX/DXA) tastet ein Röntgenstrahl die Lendenwirbelsäule (LWS) oder den Oberschenkelhalsknochen ab. Die Strahlung ist besonders schwach. Allerdings können bei stärkerem Verschleiß der Knochen falsche Messergebnisse auftreten. Die Werte für die Knochendichte werden dann höher angegeben, als sie in Wahrheit sind.

Die computertomografische Knochendichtemessung (QCT/QTX) ist genauer, belastet den Körper aber mit einer höheren Dosis Strahlung.

Knochendichtemessungen stehen immer wieder in der Kritik, weil auch unqualifizierte Ärzte diese Untersuchungen durchführen und weil die Ergebnisse unterschiedlicher Verfahren und Messungen schlecht vergleichbar sind. Wenden Sie sich deshalb unbedingt an einen ausgewiesenen Facharzt, z.B. Radiologen, oder eine Klinik.

Die Röntgenuntersuchung erkennt Osteoporose erst, wenn es schon fast zu spät ist, wenn 30 bis 40 % der Knochenmasse abgebaut ist oder Knochen bereits gebrochen sind. Zur Früherkennung ist diese Untersuchung ungeeignet.

■ Rotklee: die Blüte des Glücks

Auch *Trifolium pratense*, eine uralte Allerweltspflanze, enthält hoch wirksame Phytoöstrogene. Sie können Rotklee wunderbar in Ihren Speiseplan einbauen und sogar unabhängig von der Jahreszeit genießen. Im Sommer bieten sich vor allem die roten Köpfchen im Salat an. In der kalten Jahreszeit lassen Sie den Samen einfach sprießen. Die Keimlinge sind lecker und gesund.

Die Chicorée putzen, längs halbieren, waschen und gründlich abtropfen lassen. Den harten Innenkern keilförmig herausschneiden und die Stauden in Streifen schneiden. Den Apfel waschen, vierteln, entkernen, würfeln und mit Zitronensaft beträufeln.

Die Champignons putzen, in Scheiben schneiden und ebenfalls mit Zitronensaft beträufeln. Den Raukensalat verlesen und waschen. Die Walnusskerne grob hacken. Alles miteinander in einer Salatschüssel vermischen und die Rotkleekeimlinge darüber streuen.

für das Dressing:
1 TL	Dijon Senf
1 TL	Zucker
1 TL	Salz
2 EL	Sherryessig
4 EL	Sesamöl
4 EL	Joghurt
	Pfeffer aus der Mühle

Senf, Zucker und Salz mit dem Essig verrühren. Nach und nach das Öl und den Joghurt unterrühren. Die Sauce über den Salat träufeln und mit Pfeffer würzen.

■ Lieblingsspeisen für stabile Knochen

Zaziki

(für 1 Person)
3 EL	Vollmilch
3 EL	Magerquark
3 EL	Kefir
1	Knoblauchzehe
½ Bund	gemischte Kräuter (Schnittlauch, Petersilie, Basilikum, Thymian etc.)
½	Zwiebel
½	Salatgurke

Jodsalz, Pfeffer, Paprika

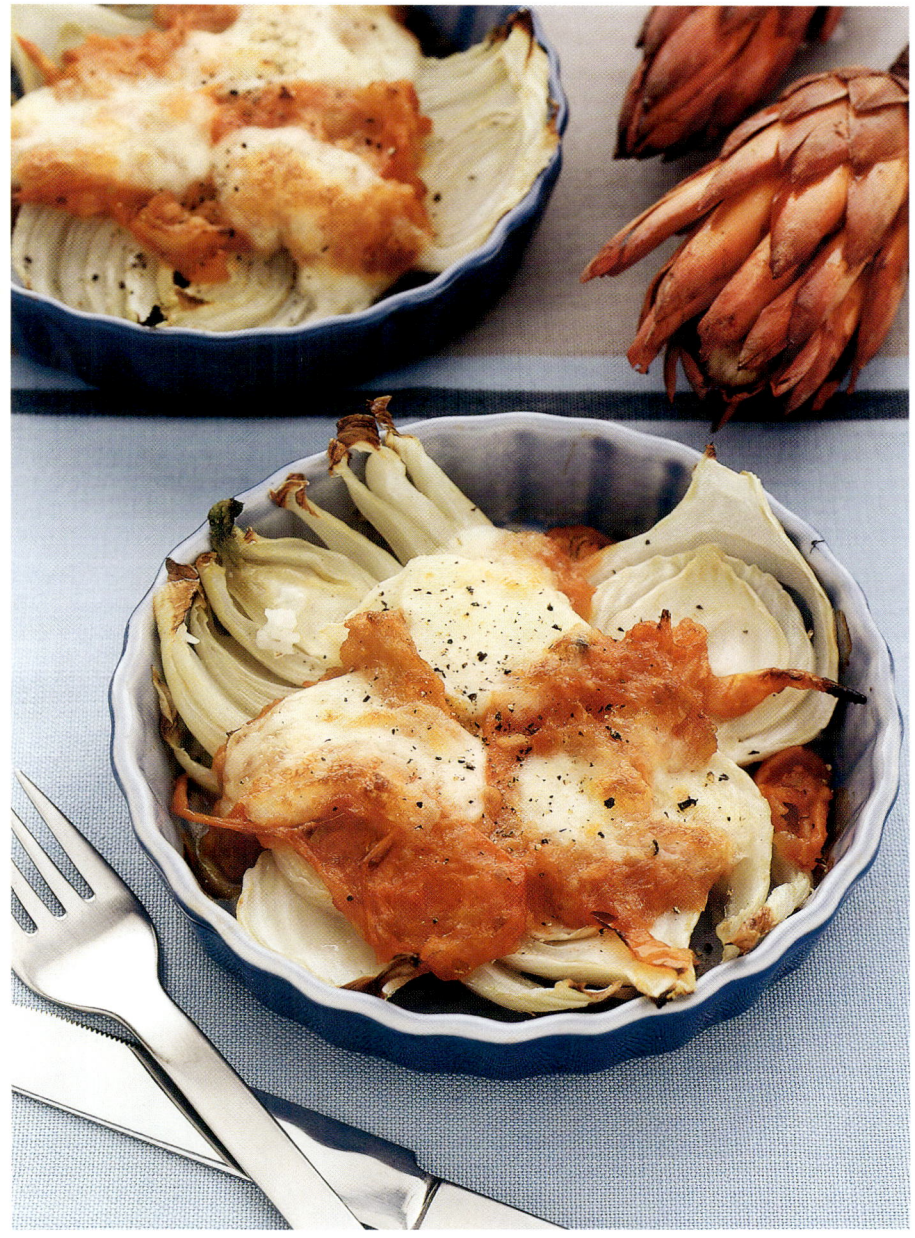

Fenchel mit Mozzarella.

Aus Quark, Kefir, Milch, gehackten Kräutern, Zwiebel, Knoblauch und beliebigen Gewürzen (Salz, Pfeffer, Paprika) einen Kräuterquark anrühren. Gurken in feine Streifen schneiden und unter den Quark geben. Zu Vollkornbrot oder einer gebackenen Kartoffel servieren.

Fenchel mit Mozzarella

(Vorspeise oder Beilage für 4 Personen)

2	Fenchelknollen (ca. 700 g)
4 EL	Wasser
1	Zwiebel
1	Knoblauchzehe
1 EL	Sesamöl
500 g	Tomaten
	frische, gemischte Kräuter
125 g	Mozzarella-Käse

Den Fenchel putzen, halbieren und in ½ cm dicke Scheiben schneiden. Mit dem Wasser in einen Topf geben und ca. 15 Minuten garen. Mit dem Schaumlöffel aus dem Sud nehmen und in eine Auflaufform geben. Zwiebeln und Knoblauch fein hacken, Tomaten zerkleinern, mit den gehackten Kräutern zum Zwiebelgemisch geben und zusammen andünsten. Tomatensauce über den Fenchel geben, Mozzarella in Scheiben schneiden und obenauf legen. Im Ofen ca. zehn bis 20 Minuten überbacken.

Lachs-Kartoffel-Gratin

(für 4 Personen)

500 g	Kartoffeln
300 g	Räucherlachs
150 g	saure Sahne
150 g	Magerjoghurt
1 TL	Meerrettich
200 g	Gouda
100 ml	Milch
1 Bund	Dill
1	Zitrone
Jodsalz, Pfeffer	

Kartoffeln in Salzwasser kochen, abdampfen, pellen und in Scheiben schneiden. Käse reiben und Lachs ebenfalls in dünne Scheiben schneiden. Joghurt und saure Sahne vermengen und mit Meerrettich, Zitrone und den Gewürzen abschmecken. Gehackten Dill unter die Marinade geben. Etwa 50 g des geriebenen Käses beiseite legen. Abwechselnd Kartoffeln, Lachs und Käse in einer Auflaufform schichten. Die Marinade darüber geben. Etwa 20 Minuten bei 200° C im Backofen abgedeckt garen (wenn die Kartoffeln noch warm sind, sonst verlängert sich die Garzeit entsprechend um zehn bis 15 Minuten). Den restlichen Käse mit der Milch vermischen, über den Gratin geben und fünf bis zehn Minuten bei 250° C gratinieren lassen. Als Beilagen eignen sich frische Sommersalate oder gemischte Gemüseplatten. Auch für Besuch ist dies ein schnelles und wohlschmeckendes Gericht.

Käse-Kraut-Torte

(für 4 Personen)

Für den Teig:

100 g	Speisequark, 20 g Fett i. Tr.
1	kleines Ei
2 EL	Sesamöl
150 g	Weizenmehl 405 oder
	Vollkornmehl
1 TL	Backpulver
½ TL	Salz

Für den Belag:

500 g	Weißkohl
2	Zwiebeln
2	säuerliche Äpfel
2	Knoblauchzehen
25 g	Zucker
40 g	Butter
2 EL	Paprikapulver edelsüß
	Pfeffer
1 EL	Essig
1 Bund	Petersilie
200 g	Emmentaler
3	Eier
200 g	Sauerrahm

Den Quark mit dem Ei und dem Öl verquirlen und die übrigen Zutaten unterkneten. In Folie gehüllt 30 Minuten ruhen lassen. Den Kohl vierteln, den Strunk entfernen und quer in dünne Streifen schneiden. Die Zwiebeln schälen und fein würfeln, die Äpfel schälen und achteln. Den Zucker in einem breiten Topf zu Karamell schmelzen, die Butter hinzufügen. Den Kohl, die Zwiebeln und den durchgepressten Knoblauch darin bei mittlerer Hitze andünsten, dabei öfters umrühren. Mit Paprika, Salz und Pfeffer würzen, die Äpfel darauf legen und

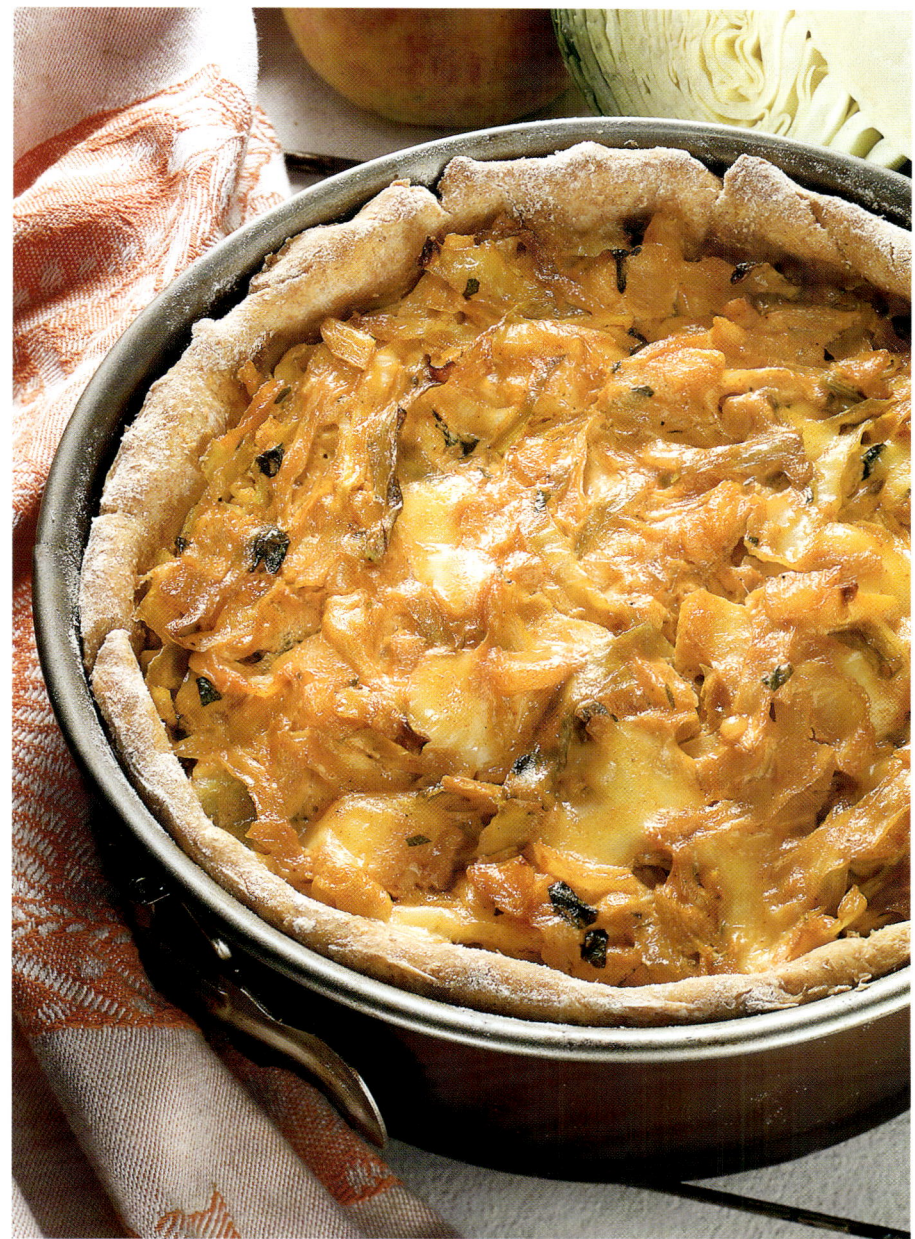
Käse-Kraut-Torte.

im geschlossenen Topf 20 Minuten dünsten. Zum Schluss Essig und gehackte Petersilie untermischen. Das Kraut auskühlen lassen. Den Teig ausrollen, eine gefettete Springform von 24 cm Durchmesser damit auskleiden. Den Backofen auf 200°C vorheizen. Den Käse in ein mal ein Zentimeter große Würfel schneiden, die Eier mit der Sahne verquirlen und alles mit dem Kraut vermischen. Die Füllung auf den Teig geben und sofort auf mittlerer Schiene ca. 40 Minuten backen. Warm oder kalt servieren.

■ Klein, aber calciumreich: Sesam

Sesam ist extrem calciumreich, deshalb haben wir ein vielseitig einsetzbares Tahin à la hobbythek entwickelt. In Asien und im Nahen Osten sind Tahins, Pasten aus gemahlenem Sesam, ein beliebtes Würzmittel für Hauptgerichte, Saucen und Desserts. Bei uns sind sie in Naturkostläden und Feinkostgeschäften fertig zu kaufen.

Sesammus: Tahin à la hobbythek	
100 g	Sesam (am besten vorher trocken geröstet)
80 ml	Sesamöl

Einfach Sesam und Sesamöl in einem Universalzerkleinerer oder Mixer so lange pürieren, bis eine pastige Masse entsteht. Diese kann nach Belieben noch etwas gesalzen werden. Durch das Sesamöl wird unser Tahin im Sesamgeschmack erst vollendet. Es eignet sich hervorragend als Brotaufstrich sowie zum Würzen und als Bindemittel für viele Gerichte und Saucen.

Tagliatelle in Sesam-Zitronen-Sahne

(für 4 Portionen)

400 g	Tagliatelle
	(wahlweise Spaghetti)
250 ml	süße Sahne
4 EL	Sesam
Saft von 1	Zitrone

Salz, Pfeffer, evtl. etwas pflanzliche Suppenwürze

Tagliatelle in reichlich Salzwasser „al dente" kochen. Den Sesam in einer Pfanne ohne Fett anrösten, bis er leicht braun wird und sich herrlicher Sesamduft ausbreitet. Mit der Sahne ablöschen, dann den Zitronensaft hinzugeben und mit Salz, Pfeffer und evtl. Suppenwürze abschmecken. Abschließend die Tagliatelle darin schwenken, bis die Sauce schön cremig wird. Fertig ist ein schnelles und preiswertes Gericht!

Zander in Sesam-Vollkornkruste

4	Zanderfilets, entgrätet (andere Fischfilets wie Scholle, Dorsch, Hecht usw. können ebenso verwendet werden!)
120 g	Vollkornbrösel
8 EL	Sesam
2-3	Eier
200 g	Mehl

Salz, Pfeffer, Zitronensaft, evtl. Cayennepfeffer

Die Fischfilets mit Salz, Pfeffer, Zitronensaft und evtl. etwas Cayennepfeffer würzen. Die Vollkornbrösel mit dem Sesam vermischen. Dann die Eier versprudeln. Die gewürzten Fischfilets im Mehl wenden, durch die Eier ziehen und anschließend mit der Bröselmischung panieren. In heißem Fett herausbacken. Zu Kartoffelsalat oder in Sesam gewendeten Butterkartoffeln mit Remouladensauce servieren.

Mit Käse überbackenes Fenchelragout mit Pfifferlingen an Sesam-Butterkartoffeln

(für 4 Portionen)

2	Fenchelknollen
100 g	Pfifferlinge
2	Zwiebeln
3	Tomaten, enthäutet, entkernt und gewürfelt
	Olivenöl
150 ml	süße Sahne
250 g	Bergkäse, gerieben
	Salz, Pfeffer, etwas Oregano
	Fenchelkraut (von den Knollen zurückbehalten)
0,8 – 1 kg	Kartoffeln, festkochend
150 g	Butter

Die Fenchelknollen und die Zwiebeln in ca. ein Zentimeter dicke Scheiben schneiden. Olivenöl in einer Pfanne erhitzen und Fenchel und Zwiebel darin anschwitzen. Die Pfifferlinge sowie die Tomatenwürfel hinzugeben und kurz mit anschwitzen. Würzen mit Salz, Pfeffer und etwas Oregano. Danach mit der Sahne ablöschen und kurz einkochen lassen. Das Ragout in eine feuerfeste Form geben und mit dem geriebenen Käse bestreuen. Dieses nun im vorgeheizten Backrohr mit der Grill- bzw. Gratinierfunktion kurz goldgelb überbacken. In einer Pfanne die Butter erhitzen und die gekochten Kartoffeln dazugeben, mit dem Sesam bestreuen, salzen, durchschwenken und als Beilage zum überbackenen Ragout reichen. Zum Schluss das gehackte Fenchelkraut über den Käse streuen.

Quarkaufstrich „Sesam öffne dich"

250 g	Quark
4 EL	Sesam
1 kleine	Zwiebel, fein gewürfelt
1	Karotte, fein geraspelt
1 kleiner Bund	Schnittlauch, fein gehackt
1 TL	Zucker

Salz, Pfeffer, etwas Zitronensaft
evtl. 1 Schuss Sahne oder Milch

Quark mit einer Gabel abrühren. Wer den typischen Sesamgeschmack gerne hat, kann den Sesam vorher in einer Pfanne ohne Fett etwas anrösten, bis er eine dunklere Farbe bekommt und herrlich duftet. Dann zum Quark geben, ebenso wie die gewürfelte Zwiebel, die geraspelte Karotte und den Schnittlauch. Den Zucker dazugeben und mit Salz, Pfeffer und einem Schuss Zitronensaft abschmecken. Wenn Sie diesen aromatischen Aufstrich noch etwas geschmeidiger haben möchten, dann geben Sie zum Schluss noch einen Schuss Sahne oder Milch hinzu und rühren noch mal durch. Passt ausgezeichnet auf unser Amaranthbrot „Multicalz".

Rinderfiletstreifen mit Sojakeimen und Ingwer

(für 4 Portionen)

400 g	Rinderfilet, in feine Streifen geschnitten
	Sesamöl
200 g	Sojasprossen/keime, frisch
30 g	Ingwer, frisch geraspelt
1 kleine	Stange Lauch
2	Karotten
⅛ l	Reiswein, wahlweise Weißwein
100 ml	süße, indonesische Soja-sauce, wahlweise normale Sojasauce + 3 TL Honig zum Rezept
3-4 EL	Tahin à la hobbythek
	etwas Pfeffer, evtl. Gemüsewürze

Die Rinderfiletstreifen im heißen Sesamöl anbraten. Den Lauch und die Karotten in feine Streifen schneiden und mitbraten. Als nächstes die Sojakeime sowie den Ingwer hinzugeben und kurz mitbraten. Mit dem Reiswein ablöschen und kurz reduzieren. Dann die Sojasauce und Tahin hinzugeben. Mit Pfeffer abschmecken. Durch die Soja-sauce bekommt dieses Gericht schon die richtige Würze. Nach Bedarf mit Gemüse-würze verfeinern.

Sesambutter „Knochenfit"

250 g	Butter
5 EL	Tahin à la hobbythek
3 TL	Salz

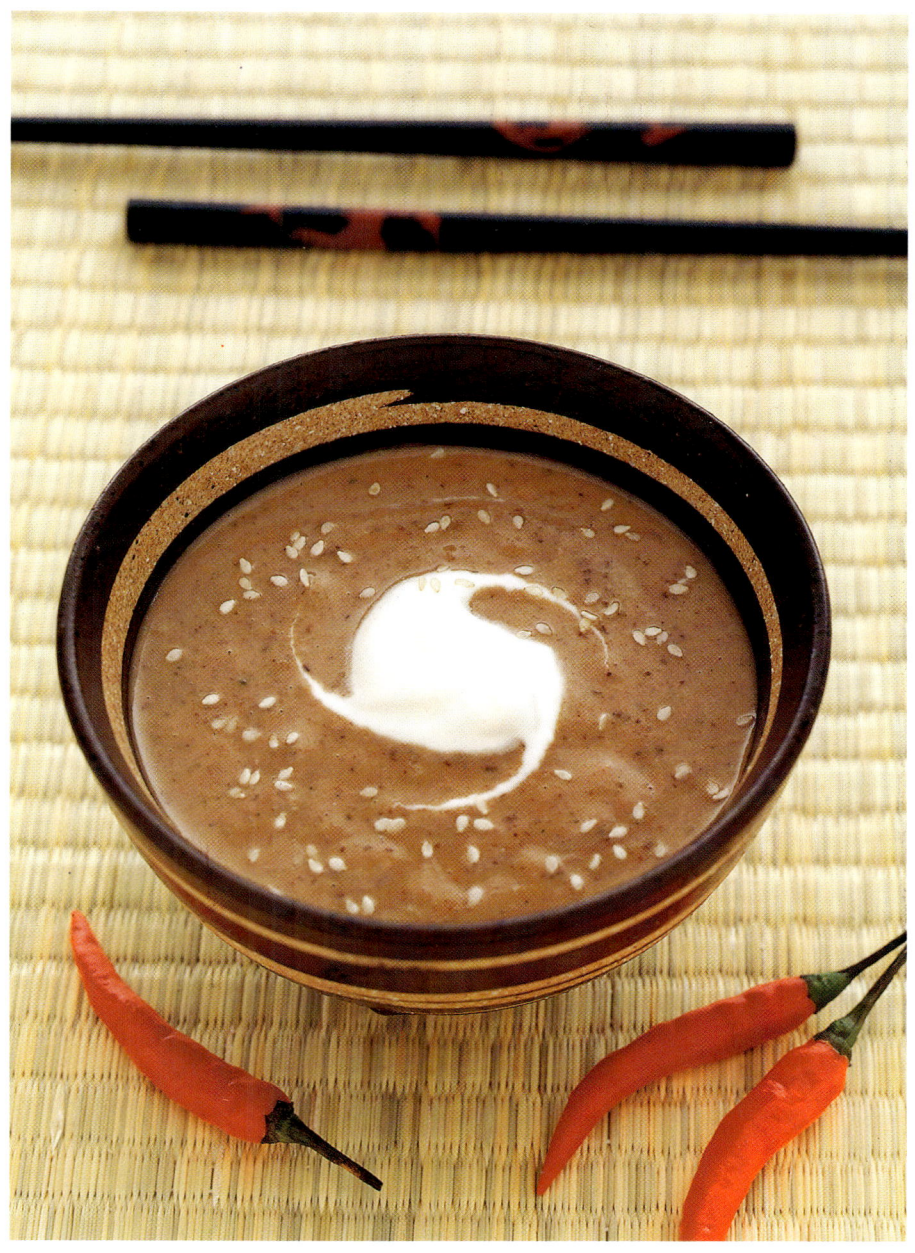

Kokossuppe mit Sesam und Dörrpflaumen.

Tahin à la hobbythek kann in der Butter seinen Geschmack herrlich entfalten: Die weiche Butter in der Rührmaschine oder mit dem Schneebesen schlagen, bis sie weiß wird. Tahin und Salz hinzugeben und verrühren. Danach kann die Sesambutter gekühlt oder auch in aufgespritzten Rosetten tiefgekühlt werden. Sie passt kalt hervorragend aufs Gebäck und tiefgekühlt wie Kräuterbutter zu Fleisch und in Saucen.

Kokossuppe „Exotica" mit Sesam und Dörrpflaumen

(für 4 Portionen)

½ l	Gemüsebrühe
250 ml	Kokosmilch (aus der Dose)
5 EL	Kokosraspeln
1	Zwiebel, fein gehackt
	Sesamöl
4 EL	Tahin à la hobbythek
100 g	Dörrpflaumen, ungeschwefelt

etwas Salz und wenig Pfeffer

Zwiebel in Sesamöl angehen lassen. Die je nach Größe halbierten oder gedrittelten Dörrpflaumen und den Sesam dazugeben und mit anschwitzen. Dann mit der Gemüsebrühe und der Kokosmilch aufgießen, die Kokosraspeln hinzugeben und aufkochen lassen. Bei mittlerer Hitze weitere fünf Minuten kochen lassen, dann mit Salz und wenig Pfeffer abschmecken. Abschließend mit dem Pürierstab fein passieren – anrichten und mit Sahnehaube und geröstetem Sesam dekorieren.

■ Rezepte mit Amaranth

Amaranth stammt vermutlich aus Mexiko und ist eine krautartige einjährige Pflanze. Früher gehörte sie in einigen Kulturen zu den Hauptnahrungsmitteln. Die Samen enthalten mit 214 Milligramm pro 100 Gramm im Vergleich zu Getreide ungewöhnlich viel Calcium und sind auch ansonsten sehr mineralstoffreich. Deshalb haben wir eine Reihe schmackhafter Rezepte kreiert:

Power-Müsli mit gepopptem Amaranth

50 g	Haferflocken
3 EL	Amaranth, gepoppt
1 EL	Sonnenblumenkerne
1 EL	Haselnüsse
1 EL	Rosinen
1 EL	Kürbiskerne
½	Nektarine, gewürfelt

evtl. Honig oder 1-2 Tabl. Lightsüß HT

Alle Zutaten vermischen und mit Milch oder Joghurt als Power-Einstieg in den Tag genießen.
Amaranthkörner kann man, genau wie Popcorn, ganz einfach selbst herstellen. Es gibt sie aber auch fertig gepoppt, z. B. in Bioläden.

Amaranth-Fetabratlinge

(für 4 Portionen)

150 g	Amaranth
300 ml	Gemüsebrühe
100 g	Feta-Schafkäse gerieben, wahlweise deutscher Feta mit Kuhmilch
1	Ei
4 EL	Brösel

Salz, Pfeffer, Majoran, Petersilie, Muskat
Olivenöl zum Herausbraten

Den Amaranth in einem feinen Sieb waschen und in die kochende Gemüsebrühe geben. Aufkochen lassen und bei niedriger Temperatur 30 Minuten mit Deckel garen. Danach einige Minuten auf der ausgeschalteten Platte nachquellen lassen. Mit dem geriebenen Feta, Ei, Brösel, Kräutern und Gewürzen zu einer schmackhaften, formfähigen Masse verarbeiten. Danach Bratlinge formen und diese in einer Pfanne mit Olivenöl goldgelb herausbacken. Dazu serviert man am besten einen kalten Sauerrahm-Dip und knackige Blattsalate der Saison.

Amaranthbrot „Multicalz"

250 g	Weizenmehl
100 g	Amaranthmehl
1 TL	Salz
200 ml	lauwarmes Wasser
½	Würfel frische Hefe (21 g)
1 TL	Rübenkraut oder Zucker-rübensirup
2 EL	Sesam
2 EL	Kürbiskerne

Weizenmehl, Amaranthmehl und Salz miteinander vermischen. Das lauwarme Wasser mit dem Rübenkraut und der Hefe verrühren, bis sie sich vollständig aufgelöst hat. Sesam und Kürbiskerne zusammen mit der Hefemischung zu der Mehlmischung geben und zu einem lockeren Teig verkneten. Dann den Teig zugedeckt an einem warmen Ort 30 Minuten gehen lassen. Danach noch einmal kräftig durchkneten und in eine kleine, leicht gefettete Kastenform geben. Jetzt noch mal 20 bis 30 Minuten abgedeckt gehen lassen. Den Backofen auf ca. 170° C vorheizen und das Brot 45 Minuten backen. Ein leckeres und gesundes Brot mit reichhaltigem Amaranth und einer Extraportion Calcium durch Sesam.

Süßer Sesam-Amaranth-Konfekt „Alegria à la hobbythek"

10 EL	Honig
100 g	Butter
100 g	gepoppter Amaranth
80 g	Sesam, trocken geröstet
100 g	getrocknete, ganze Aroniabeeren, wahlweise andere Trockenfrüchte, fein gehackt

Honig und Butter bei mittlerer Hitze aufkochen, bis die Masse goldbraun wird. Gepoppten Amaranth, Sesam und die Aroniabeeren dazugeben und ordentlich verrühren. Eine Form mit Backpapier auslegen und die Masse ca. zwei Zentimeter dick verstreichen und hineindrücken. Im Kühlschrank fest werden lassen und nach dem Abkühlen in Stücke schneiden. Dieses Konfekt schmeckte schon den Inkas und Azteken. Auch sie poppten bereits Körner. Ein herrlich schmeckender, reichhaltiger Snack – passend zum Tee, Kaffee oder einfach zwischendurch.

Sesamschnitten „Teatime-Dream"

3	Eier
200 g	Zucker
200 g	Mehl
150 g	Sesam, trocken geröstet
50 g	Haselnüsse, gerieben
	Öl oder Butter zum Ausfetten
ca. 350 g	Schokoladeglasur

Die Eier mit dem Zucker schaumig rühren und das gesiebte Mehl mit dem gerösteten Sesam und den geriebenen Haselnüssen unter die Masse heben. Ein Backblech sehr (!) gut ausfetten und die Masse gleichmäßig verteilen und bei 180° C im vorgeheizten Backofen 30 Minuten lang backen. Die fertig gebackene Masse gleich im heißen Zustand in Schnitten oder Rauten schneiden, vom Blech lösen und auskühlen lassen. Die Schokoladenglasur schmelzen und die Schnitten jeweils bis zur Hälfte eintauchen und auf einem Gitter trocknen lassen.
Ein köstliches, nach geröstetem Sesam schmeckendes Kaffee- und Teegebäck, welches sich auch hervorragend als Weihnachtsbäckerei eignet.

Rückenapotheke aus Mutter Natur – ohne Nebenwirkungen

Rückenprobleme sind in unserer heutigen Zeit ein Massenproblem. Dabei gibt es viele Wege, es gar nicht erst so weit kommen zu lassen. Sogar Orthopäden sind häufig der Meinung, dass viel zu schnell zum Messer gegriffen wird. 70 % der chirurgischen Eingriffe am Rücken sehen sie als überflüssig an.

Von einer längeren und hoch dosierten Einnahme von Schmerzmitteln ist ohnehin abzuraten. Sie können zu Magen-Darm-Problemen führen, schlimmstenfalls zu Magengeschwüren und Blutgerinnungsstörungen.

Nun setzen glücklicherweise seit geraumer Zeit auch konventionell ausgebildete Rückenspezialisten immer häufiger auf pflanzliche Schmerzmittel (Phytopharmaka). Mit Erfolg.

Natürliche Hilfsmittel, so genannte Phytopharmaka, können sowohl akute als auch chronische Schmerzen ebenso lindern wie synthetische Präparate.

In ihrem Wirkungsspektrum – Blockieren des Schmerzes, Fördern der Durchblutung, Entspannen der Muskulatur – brauchen sie keinen Vergleich mit herkömmlichen Medikamenten zu scheuen.

Die hobbythek hat schon früh darauf hingewiesen, dass die Kräuter- und Pflanzenheilkunde eine segensreiche Alternative zu teuren High-Chem-Medikamenten sein kann – vorausgesetzt die Essenzen, Extrakte, Tees oder Öle werden mit Sachverstand ausgewählt und verwendet.

Wir haben deshalb in gewohnter Manier einige Rezepte auf der Basis natürlicher Wirkstoffe zusammengestellt. Wenn sich die Symptome nicht bessern, muss jedoch in jedem Fall ein Arzt aufgesucht werden.

■ Mit Teufelskralle Entzündungen bremsen

(Harpagophytum procumbens)
Die afrikanische Teufelskralle gehört zur Familie der Sesamgewächse und ist in Süd- und Südwestafrika beheimatet. Nur die Wurzeln der Pflanze werden medizinisch genutzt und sind in getrockneter Form oder als Extrakt erhältlich.
Während die Teufelskralle in der traditionellen afrikanischen Medizin schon lange bei der Behandlung von Verdauungsstörungen und zur Fiebersenkung eingesetzt wird, konnte die Wirkung bei Rückenschmerzen und Rheuma erst vor wenigen

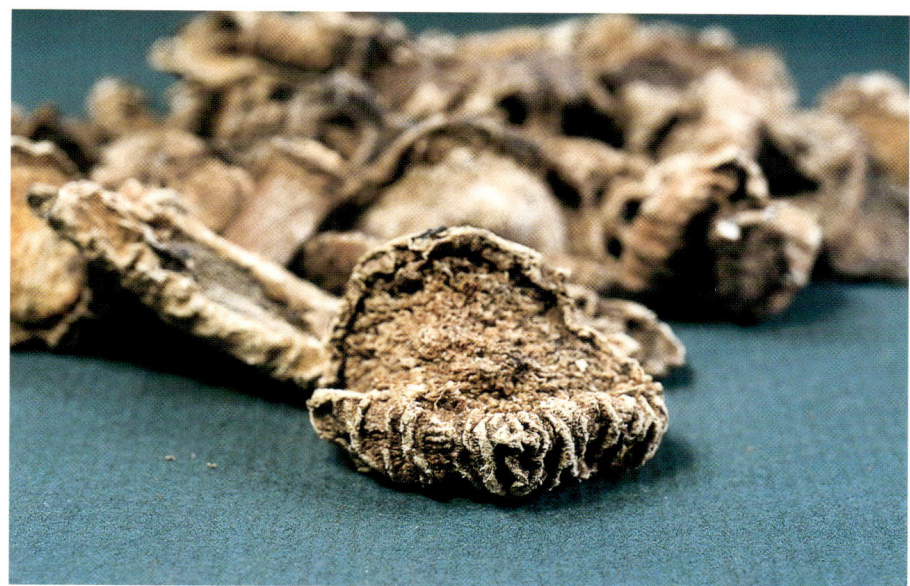

Nur aus den Wurzeln der afrikanischen Teufelskralle lassen sich die pharmazeutisch relevanten Inhaltsstoffe extrahieren.

Tee aus Teufelskralle

Bei leichteren Rückenproblemen kann auch eine Kur mit dem Tee der Teufelskralle nützlich sein. Meist tritt nach einigen Wochen eine deutliche Schmerzlinderung auf. Fragen Sie aber auf jeden Fall den Arzt, ob er Einwände gegen die Einnahme hat. Bei Magengeschwüren oder Gallensteinen wird er möglicherweise wegen des hohen Bitterstoffgehaltes abraten.
Viereinhalb Gramm (1 geh. TL) der getrockneten, geschnittenen Teufelskrallenwurzel mit 300 ml kochendem Wasser übergießen. Der Aufguss bleibt acht Stunden lang bei Raumtemperatur stehen, damit sich die Inhaltsstoffe optimal freisetzen. Dann abseihen. Den Tee in drei Portionen, über den Tag verteilt, trinken.
Da er unangenehm bitter schmeckt, kann mit Honig oder Zitronensaft der Geschmack verbessert werden.

Jahren an der Universität Freiburg eindeutig belegt werden. Mehrere Studien, unter der Leitung von Prof. Dr. Sigrun Chrubasik, bestätigen dabei die Erfolge von Extrakten mit hohem Gehalt am Hauptwirkstoff *Harpagosid*. Dieser vermag verschiedene entzündungs- und schmerzvermittelnde Substanzen im Körper zu bremsen, die am Abbau von Knorpel mitwirken oder seinen Wiederaufbau hemmen können.
In der Apotheke sind rezeptfreie Fertigpräparate (z.B. *Doloteffin*®, *Rheuma-Sern*®, *Jucurba*®) mit dem Extrakt der Teufelskralle erhältlich. Die Wirksamkeit der Salben und Tinkturen wurde allerdings noch nicht ausreichend belegt.

■ Schmerzlindernde Weidenrinde

(Salicis cortex)
Die im Frühjahr gesammelte und getrocknete Rinde der Weidenbäume oder -sträucher wird in der Volksheilkunde seit alters her bei fieberhaften Erkrankungen und Kopfschmerzen eingesetzt.
Als Hauptwirkstoff wurde bisher das *Salicin* angenommen, das der Körper in Darm und Leber zu Salicylsäure verarbeitet und – ähnlich der Acetylsalicylsäure (Aspirin) – die Entstehung entzündungs- und schmerzvermittelnder Botenstoffe hemmt. Nach neuesten pharmakologischen Untersuchungen scheint jedoch die alleinige Beschränkung auf das *Salicin* dem Weiden-

extrakt nicht gerecht zu werden. Man sucht deshalb nach weiteren schmerzlindernden Inhaltsstoffen – so genannten *Flavonoiden*.

Da der Pflanzenauszug der Weidenrinde wirksam und gut verträglich ist, empfiehlt Prof. Dr. Chrubasik den Extrakt (z. B. *Assalix*[R], *Rheumakaps*[R]) als Basismedikation oder alleiniges Schmerzmittel bei Rückenschmerzen einzusetzen, wobei die Dosis nach Rücksprache mit dem Arzt im Einzelfall heraufgesetzt werden muss.

Tee aus Weidenrinde

Wer es erst einmal mit Tee probieren möchte, trinkt drei bis fünf Tassen pro Tag. Für jede Tasse eineinhalb Teelöffel der geschnittenen Weidenrinde mit kaltem Wasser ansetzen, zum Sieden erhitzen und nach fünf Minuten abseihen. Bitte vor Anwendung ärztlich abklären lassen, ob mögliche Unverträglichkeiten vorliegen.

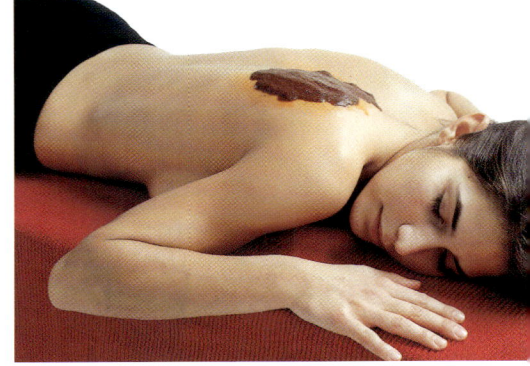

■ Heilende Wärme gegen den Schmerz: Cayennepfeffer
(Capsi fructus acer)

Schon im Altertum wurde in Mexiko der aus getrockneten Chilischoten gemahlene Pfeffer als Nahrungsergänzung und als traditionelles Arzneimittel genutzt. Er gelangte schließlich durch Kolumbus als Gewürzdroge nach Europa. Im Jahre 1850 wurde dann erstmalig die schmerzstillende Wirkung von Umschlägen bei Gelenkentzündungen dokumentiert.

Die Freiburger Wissenschaftler setzen auf den Wirkstoff *Capsaicin*, der beim Auftragen auf die Haut die Wärme- und Schmerzrezeptoren stimuliert und die nervliche Erregbarkeit stetig herabsetzt. Bei konsequenter Anwendung der Salben (z.B. *Thermo-Bürger*®, *Hewedolor*®) degenerieren die Nervenenden für eine gewisse Zeit und leiten den Schmerz nicht mehr weiter. In der Regel nehmen nach zwei Wochen die Schmerzen ab.

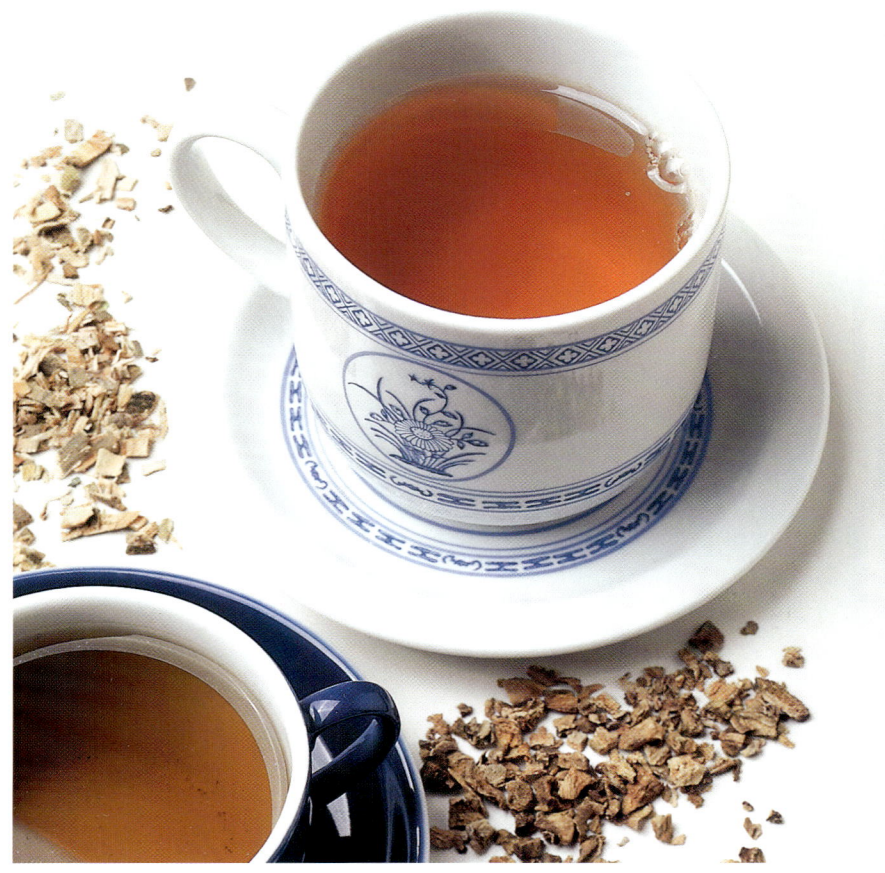

■ Brennnessel stärkt den Knorpel
(Urtica)

„Du hast die Macht gegen Gift und Ansteckung", heißt es in einem deutschen Kräuterbuch aus dem 11. Jahrhundert. Und in der Tat wurde die weltweit verbreitete Brennnessel bereits im Mittelalter als Heilmittel bei Geschwüren, Verrenkungen und Hundebissen angewendet. Pfarrer Sebastian Kneipp, der bekanntlich nicht zimperlich mit seinen Patienten war, strich ihnen mit frischen Brennnesseln über Haut und Gelenke und konnte damit bei Rücken- und Gelenkschmerzen Linderung verschaffen. Wenn auch nicht angenehm, „peitschen" sich Mutige auch heute noch mit Brennnesselzweigen den Rücken aus. Obwohl pflanzliche Präparate aus Brennnesselblätter-Extrakten (z.B. *Hox®alpha, Rheumaless®*) viel versprechende Behandlungserfolge verzeichnen, ist das Hauptwirkprinzip noch nicht genau geklärt. Man geht aber davon aus, dass der Extrakt die Produktion knorpelabbauender Enzyme hemmt.

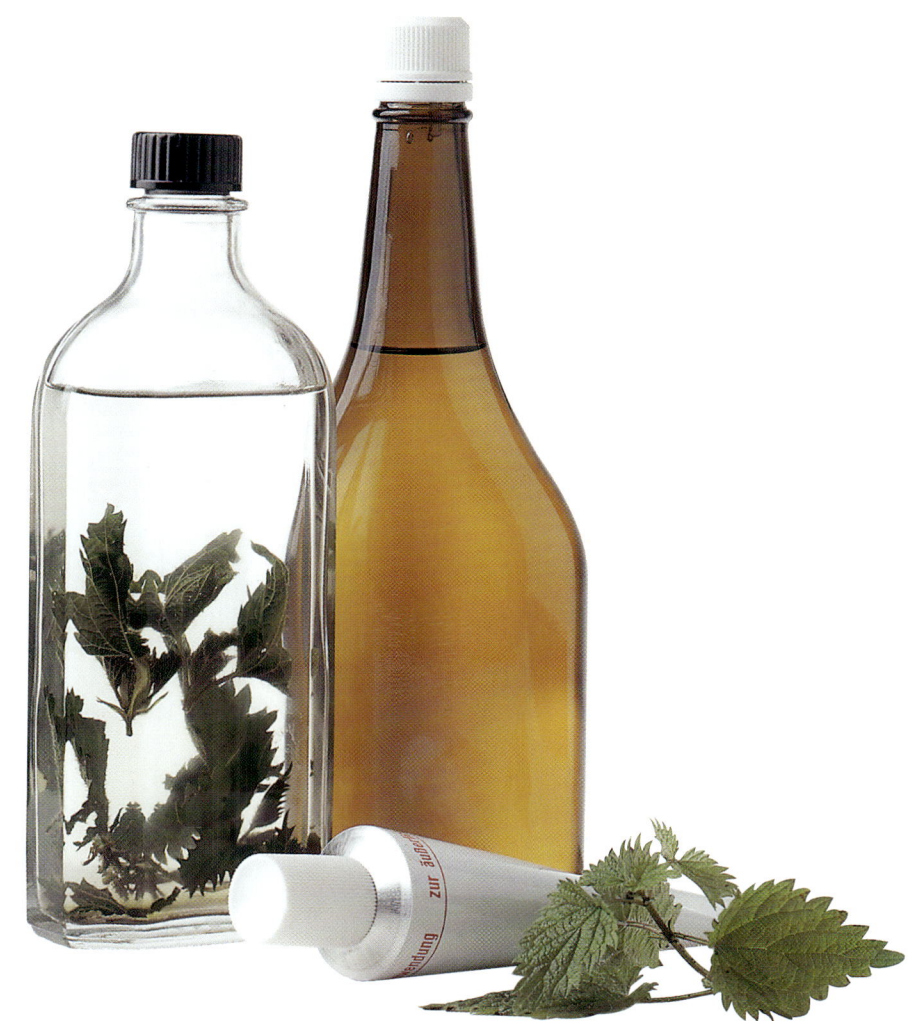

Rücken-Gel à la hobbythek

Dieses Gel bewirkt eine bessere Durchblutung der Haut. Zugleich breitet sich ein Gefühl der Wärme aus. Das gilt übrigens für fast alle Rheumasalben und -gele. Hier unser Rezept:

20 ml	kosmetisches Basiswasser oder 96 %iger Alkohol
4 ml	Xanthan
50 Tr.	Vitamin-E-Acetat
20 Tr.	Teebaumöl
20 Tr.	Latschenkieferöl
20 Tr.	Rosmarinöl
2 ml	Mulsifan
60 ml	destilliertes Wasser

Teebaumöl wird aus dem australischen Teebaum *Melaleuca alternifolia* gewonnen und wirkt schmerzstillend, durchblutungsfördernd und entzündungshemmend. Vitamin-E-Acetat hat pflegende Eigenschaften und bewirkt eine Glättung und eine Steigerung des Feuchthaltevermögens der Haut. Diese Wirkstoffe werden mit den ätherischen Ölen und dem Emulgator Mulsifan in einem Gefäß verrührt. Einfacher ist es, wenn Sie alles in ein kleines Marmeladenglas mit Deckel geben und schütteln. Dann kommt das kosmetische Basiswasser (Alkohol) und Xanthan hinzu. Achten Sie darauf, dass der Gelbildner Xanthan knötchenfrei verteilt wird. Zum Schluss geben Sie das Wasser hinzu, verschließen das Glas und schütteln kräftig, etwa eine halbe Minute lang. Dann fünf Minuten stehen lassen und abermals kurz schütteln.

Das fertige Gel können Sie entweder in eine Plastikflasche mit Spritzverschluss oder in eine Aluminiumtube abfüllen.

Franzbranntwein als prickelnder Kick

Groß in Mode war der Franzbranntwein bei unseren Großeltern. Er dient der äußeren Anwendung, etwa zum Einreiben bei Rücken-, Gelenk- und Gliederbeschwerden. Auch bei Muskelkater und zur Behandlung schmerzender Füße ist er hervorragend geeignet. Er belebt und durchblutet die Haut und wirkt außerdem prickelnd erfrischend.

50 ml	kosmetisches Basiswasser oder 95 %iger Alkohol
1 g	Menthol (fein zerstoßen)
2 ml	Latschenkieferöl
2 ml	Fichtennadelöl
50 Tr.	Rosmarinöl
15 Tr.	Salbeiöl
3 ml	Mulsifan
50 ml	destilliertes Wasser

Die ätherischen Öle werden zunächst mit dem Emulgator Mulsifan vermischt, dann kommt Menthol hinein und das kosmetische Basiswasser bzw. der Alkohol. Zum Schluss das Wasser unterrühren. Franzbranntwein kann einmal bis mehrmals täglich auf die betroffenen Körperstellen aufgetragen und bis zum Trocknen in die Haut einmassiert werden. Die Flasche sollte gut verschlossen aufbewahrt werden.

Register

APOTHEKE im Odercenter, 16303 Schwed, Landgrabenpark 1.

*BRENNESSEL, 80799 München, Türkenstr. 60, Tel. 089-280303; 85354 Freising, Untere Heilig Geist Gasse 10, Tel. 08161-41999.

*Fa. C & M DIE ÖKOTHEK, 73430 Aalen, Spitalstr. 14, Tel./Fax 07361-680176;

*COLIMEX-ZENTRALE, 50996 Köln, Ringstr. 46, Tel. 0221-352072, Fax 0221-352071; Auslieferungsläden: 32312 Lübbecke, Lange Str. 1, Stern-Apotheke, Tel. 05741-7707, Fax 05741-310887; 33102 Paderborn, Bahnhofstr. 18, St.-Christophorus-Drogerie, Tel. 05251-105213, Fax 05251-105252; 38300 Wolfenbüttel, Lange Herzogstr. 13, Tel. 05331-298370, Fax 05331-298570; 42105 Wuppertal, Karlsplatz 3, In der Rathausgalerie, Tel./Fax 0202-443988; 42853 Remscheid, Alleestr. 74, Allee-Center, Tel./Fax 02191-927963; 50171 Kerpen, Philipp-Schneider-Str. 2-6, Kaufhalle-Center, Tel./Fax 02237-922352; 50226 Frechen, Hauptstr. 99-103, Marktpassage, Tel./Fax 02234-274770; 50354 Hürth, Theresienhöhe, EKZ-Hürth/Arkaden, Tel./Fax 02233-708538; 50667 Köln, Schildergasse, in „Emotions", Tel./Fax 0221-2580862; 50858 Köln-Weiden, Aachener Str. 1253, Rhein Center Köln-Weiden , Tel./Fax 02234-709266; 51373 Leverkusen, Friedrich-Ebert-Platz 9; 51465 Bergisch Gladbach, Richard-Zanders-Str., Kaufhalle, Tel./Fax 02202-43103; 51643 Gummersbach, Wilhelmstr. 7, Vollkorn Naturwarenhandel, Tel. 02261-64784; 52062 Aachen, „Lust for Life", Komphausbadstr. 10, Tel./Fax 0241-4013033; 53111 Bonn, Brüdergasse 4, Tel./Fax 0228-659698; 53721 Siegburg, Am Brauhof 4, Tel./Fax 02241-591160; 53797 Lohmar, Breidtersteegsmühle, Broich & Weber, Tel. 02246-4245, Fax 02246-16418; 56068 Koblenz, Hohenfelder Str. 22, Löhr-Center-Koblenz, Tel./Fax 0261-1004890; 57462 Olpe, Bruchstr. 13, Valentin-Apotheke, Tel./Fax 02761-5190; 63739 Aschaffenburg, Steingasse 37, Colimex/Cleopatra, Tel. 06021-26464; 94032 Passau, Am Schanzl 10, Turm-Apotheke, Tel. 0851-33377, Fax 0851-32109; 95444 Bayreuth, Luitpoldplatz 3, Ars Vivendi - Lebenskunst in der Schloßgalerie, Tel. 0921-5169302, Fax 0921-5169303.

DR. THORN'S NATURSHCP, 90402 Nürnberg, Krebsgasse 7

*DUFT & SCHÖNHEIT, 80331 München, Sendlinger Str. 46, Tel. 089-2608259.

DUFTKÄNNCHEN; 45657 Recklinghausen, Reitzensteinstr. 50, Tel. 02361-16216, Fax 02361-185050.

EINHORN Drogerie, Irmgard Huber, Theresienplatz 20, 94315 Straubing

HELGAS HOBBY SHOP, 63584 Gründau, Gartenstr. 19, Tel. 06058-2135.

*HEXENKÜCHE, 82152 Krailling, Luitpoldstr. 25, Tel. 089-8593135, Fax 089-8593136.

*HOBBY-KOSMETIK, 86150 Augsburg, Bahnhofstr. 6, Tel. 0821-155346, Fax 0821-513945; 97618 Niederlauer bei Bad Neustadt/Saale, Lauertalmarkt Am Rück 1, Tel./Fax 09771-3094.

*JANSON, Dr. Klaus Schop, 76133 Karlsruhe, Kaiserpassage 16, Tel. 0721-26410, Fax 0721-27780.

*KNACK-PUNKT, 73230 Kirchheim, Alleenstr. 87, Tel./Fax 07021-41726; 27472 Cuxhaven, Präsident-Herwig-Str. 40, Tel. 04721-62820.

*KORNBLUME, 97440 Werneck/Zeuzleben, Zehntsr. 14, Tel. 09722-9480169, Fax 09722-6798.

*KOSMETIK-BAZARE: Interessengemeinschaft der Kosmetik-Bazare e.V., 28203 Bremen, Ostertorsteinweg 25-26, Tel. 0421-701699, Fax 0421-75531; 30159 Hannover, Knochenhauer Str. 6, Tel. 0511-326236, Fax 05066-693505; 31582 Nienburg, Leinstr. 22, Tel. 05021-12825, Fax 05021-600808; 31785 Hameln, Thiewall 4, Tel./Fax 05151-22576; 32257 Bünde, Bahnhofstr. 31, Tel. 05223-5133, Fax 05232-71219; 32756 Detmold, Paulinenstr. 9, Tel. 05231-39614, Fax 05231-39691; 33615 Bielefeld, Arndtstr. 51, Tel. 0521-131008, Fax 05232-71219; 34414 Warburg, Hauptstr. 46, Tel. 05641-60467, Fax 05641-60648; 35037 Marburg, Augustinergasse, Tel. 06421-161363, Fax 0641-76450; 35390 Gießen, Frankfurter Str. 1, Tel. 0641-76979, Fax 0641-76450; 37073 Göttingen, Papendiek 31, Tel./Fax 0551-5084800; 5084800; 37671 Höxter, Am Markt 2a, Tel./Fax 05271-380095; 48431 Rheine, Marktstr. 14, Tel./Fax 05971-15421; 53721 Siegburg, Holzgasse 47, Tel./Fax 02241-590942; 59555 Lippstadt, Blumenstr. 1, Tel. 02941-78466, Fax 02947-5276; 63924 Kleinheubach, Dientzenhofer Str. 14, Tel. 09371-68861, Fax 09371-947640; 65183 Wiesbaden, Marktstr. 14, Tel. 0611-379370, Fax 06124-3329; 75172 Pforzheim, Bahnhofstr. 9, Tel. 07231-33254, Fax 07452-67025.

*KRÄUTERGARTEN, 80469 München, Pestalozzistr. 3, Tel./Fax 089-23249802.

LA VITA, 84028 Landshut, Grasgasse 318, Tel./Fax 0871-24424.

McQUEEN'S NATURSHOP, 22880 Wedel, EKZ Rosengarten 6b, Tel. 04103-14950.

*OMIKRON, 74382 Neckarwestheim, Ländelstr. 32, Tel. 07133-17081, Fax 07133-17465.

PAPILLON - Die andere Pflege, 71063 Sindelfingen, Planiestr. 13, Tel. 07031-800774.

*POTPOURRI NATURE SHOP, 71263 Weil der Stadt, Katharinenstr. 4, Tel. 07033-533992, Fax 07033-533991.

*PURA NATURA, 90402 Nürnberg, Johannesgasse 55, Tel. 0911-209522, Fax 0911-2447507.

In der Schweiz:
*DROGERIE IM DREIANGEL, CH-3552 Bärau, Bäraustr. 45, Tel./Fax 034-4021565.
*INTERWEGA Handels GmbH, CH-8863 Buttikon, Kantonsstr. 49, Tel. 055-4441854, Fax 055-4442477.

Die mit * gekennzeichneten Firmen betreiben auch Versandhandel.

Einige Substanzen erhalten Sie auch in Reformhäusern, Drogerien, Apotheken, Bioläden und Lebensmittelläden. Vergleichen Sie die Preise!

Hinweis:
Autoren und Verlag bemühen sich, in diesem Verzeichnis nur Firmen zu nennen, die hinsichtlich der Substanzen und Preise zuverlässig und günstig sind. Trotzdem kann eine Gewährleistung von Autoren und Verlag nicht übernommen werden. Irgendwelche Formen von gesellschaftsrechtlicher Verbindung, Beteiligung und/oder Abhängigkeit zwischen Autoren und Verlag einerseits und den hier aufgeführten Firmen andererseits existieren nicht.

Nachfolgend finden Sie einige Adressen, bei denen Sie zusätzliche Informationen erhalten bzw. speziell im Buch beschriebene Produkte beziehen können:
Aktion Gesunder Rücken e.V., 27443 Selsingen, Postfach 103, Tel.: 0700-24711111 (€ 0,12/Min.), www.agr-ev.de
Berufsverband der Feldenkrais-Gilde, 81373 München, Jägerwirtstr. 3, Tel.: 089-52310171, www.feldenkrais-gilde.de
Verband der Osteopathen Deutschland e.V., 65185 Wiesbaden, Untere Albrechtstr. 5, Tel.: 0611-9103661, www.osteopathie.de
Kuratorium Knochengesundheit e.V., 74889 Sinsheim, Leipziger Str. 6, Tel.: 07261-921785, www.osteoporose.org
Orthopädische Schuhanpassung unter : www.healthconception.de/docs/orthocentren.doc
Barfußpfad : Kur- und Touristinformation, 55566 Bad Sobernheim, Bahnhofstr. 4, Tel.: 06751-81241, www.bad-sobernheim.de

ENTSPANNUNGS-CD's : Reha-RK-Krefeld GmbH, 47803 Krefeld, Geldernsche Str.183, Tel.: 02151-76850, www.reha-krefeld.de
UNIVERSALHAKEN „Häng's Dran 8521" für Selbstbau-Hängestreckliege: Dieckmann GmbH, 58644 Iserlohn, Grüner Talstr. 18-20, Tel.: 02371-9560, www.dieckmann.com
HÄNGESTRECKLIEGE „Apollo": Kettler GmbH, 59463 Ense-Parsit, Postfach 1020, Tel.: 02938-810, www.kettler.net
GYMNASTIKBAND „Thera-Band", Ludwig Artzt GmbH, 65589 Hadamar, Mainzer Landstr. 19, Tel.: 06433-91650, www.thera-band.de
VISKOELASTISCHE FERSENKISSEN, Bauerfeind, 47906 Kempen, Arnoldstr. 15, Tel.: 02152-2080, www.bauerfeind.com
MASAI-SCHUHE, Swiss Masai AG, CH-9325 Roggwil, St. Gallerstr. 72, Tel.: 0041-71-4551965, www.masai.ch
LUFTSATTEL „Air Seat", Sixt GmbH, 71106 Magstadt, Rudolf-Diesel-Str. 1, Tel.: 07159-944830, www.sixt-gmbh.de
GELSATTEL „Lookin", H.B.W. GmbH, 33824 Werther, Ravensberger Str. 48, Tel.: 05203-97240, www.selleroyal.com
MATRATZENANFERTIGUNG „TriMedia" / Liegeprofilmessung, TriMedico, 88699 Frickingen, Ahornweg 6, Tel.: 07554-263, www.trimedico.de
TRAKTIONSMATRATZE, Detensor, 90549 Röthenbach/Peg., Postfach 1265, Tel.: 0911-9533730, www.detensor.de
DINKELKISSEN, -SPELZ & Baumwollstoff, Highland Naturprodukte, 66955 Pirmasens, Kettrichhofstr. 26, Tel.: 06331-226416, www.dinkelkissen.com
KNEIPP-GIESSROHR & Zubehör, Kurt Wenzel, 90431 Nürnberg, Leubelfingstr. 117, Tel.: 0911-617925, www.vivawenzel.de
MASSAGEDUSCHKOPF, Intersanté-Water Pik, 64625 Bensheim, Berliner Ring 163 B, Tel.: 06251-932810, www.intersante.de
LUFTSPRUDELMATTE, Hydas, 60395 Frankfurt/Main, Postfach 500751, Tel.: 069-9540610, www.hydas.de ; Dr. Frenkel GmbH, 72514 Inzigkofen, Schnurrenbühl 15-17, Tel.: 07575-9150, www.frenkel.de
ELASTISCHER RÜCKENSTÜTZGURT & WÄRMEKISSEN (Natriumacetat), Bipharm GmbH, 89079 Ulm, Graf-Arco-Str. 1, Tel.: 0800-7788899, www.pharmadies.de
AQUA-BELT & SCHWIMMNUDEL, Aqua Team, 50259 Pulheim, Im Wiesengrund 32, Tel.: 0700-27828326, www.aquateam.de ;
Speedo GmbH, 72545 Metzingen, Postfach 1565, Tel.: 07123-160300, www.speedo.de
GEWÜRZE, TEES, HEILKRÄUTER & ÄTHERISCHE ÖLE, Rosenheimer Gewürzmühle, 83024 Rosenheim, St.-Georg-Str. 44, Tel.: 08031-81051, www.ro-gewuerzmuehle.de
BALLSTUHL „Pallosit", Interstuhl GmbH, 72469 Meßstetten, Brühlstr. 21, Tel.: 07436-8710, www.interstuhl.de
DYNAMIK-STUHL „Schwipp", Dr. Bastian Niemann, 37077 Göttingen, Brombeerweg 6, Tel.: 0551-22873, www.schwipp.de

Weitere Titel aus der Hobbythek-Reihe –

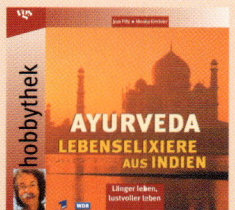

Jean Pütz/Monika Kirschner
**LEBENSELIXIERE
AUS INDIEN**
Ayurveda
ISBN 3-8025-6221-6

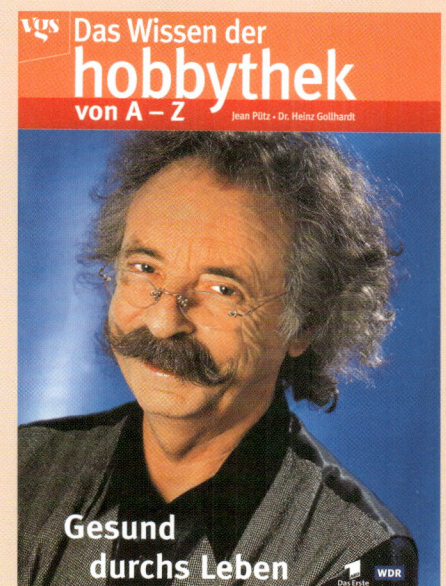

Jean Pütz/Dr. Heinz Gollhardt
DAS WISSEN DER HOBBYTHEK
von A – Z
ISBN 3-8025-6226-7

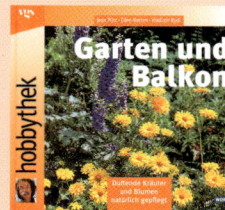

Jean Pütz/Ellen Norten/Vladimir Rydl
GARTEN UND BALKON
Duftende Kräuter
und Blumen natürlich gepflegt
ISBN 3-8025-6200-3

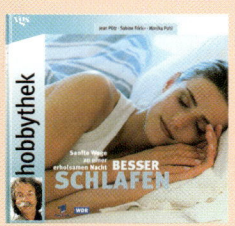

Jean Pütz/Sabine Fricke/
Monika Pohl
BESSER SCHLAFEN
Sanfte Wege zu einer
erholsamen Nacht
ISBN 3-8025-6222-4

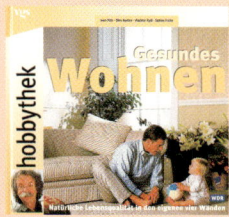

Jean Pütz/Ellen Norten/
Sabine Fricke/Vladimir Rydl
GESUNDES WOHNEN
Natürliche Lebensqualität
in den eigenen vier Wänden
ISBN 3-8025-6220-8

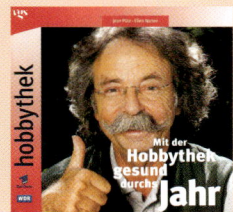

Jean Pütz/Ellen Norten
**MIT DER HOBBYTHEK
GESUND DURCHS JAHR**
ISBN 3-8025-6218-6

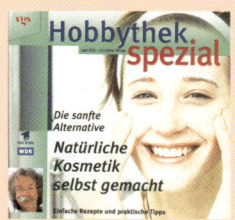

Jean Pütz/Christine Niklas
**NATÜRLICHE KOSMETIK
SELBST GEMACHT**
Einfache Rezepte
und praktische Tipps
ISBN 3-8025-1444-0

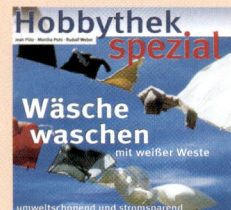

Jean Pütz/Monika Pohl/
Rudolf Weber
**WÄSCHE WASCHEN
MIT WEISSER WESTE**
umweltschonend
und stromsparend
ISBN 3-8025-1423-8

konkret, praktisch und aktuell

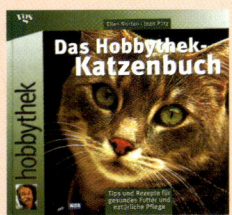

Jean Pütz/Ellen Norten
DAS HOBBYTHEK-KATZENBUCH
Tips und Rezepte für gesundes
Futter und natürliche Pflege
ISBN 3-8025-6207-0

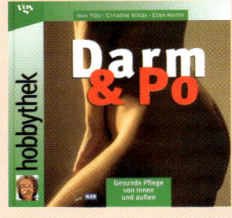

Jean Pütz/Christine Niklas/Ellen Norten
DARM & PO
Gesunde Pflege von innen und außen
ISBN 3-8025-6201-1

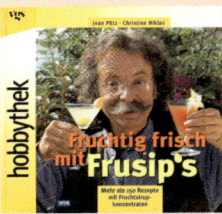

Jean Pütz/Christine Niklas
FRUCHTIG FRISCH MIT FRUSIP'S
Mehr als 150 Rezepte mit
Fruchtsirupkonzentraten
ISBN 3-8025-6206-2

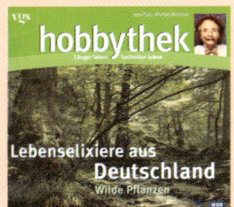

Jean Pütz/Monika Kirschner
LEBENSELIXIERE
AUS DEUTSCHLAND
Wilde Pflanzen
ISBN 3-8025-6228-3

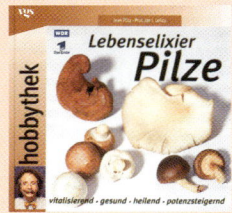

Jean Pütz/Prof. Jan I. Lelley
LEBENSELIXIER PILZE
vitalisierend, gesund, heilend,
potenzsteigernd
ISBN 3-8025-6224-0

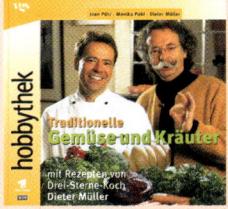

Jean Pütz/Monika Pohl/Dieter Müller
TRADITIONELLE
GEMÜSE UND KRÄUTER
Mit Rezepten von
Drei-Sterne-Koch Dieter Müller
ISBN 3-8025-6210-0

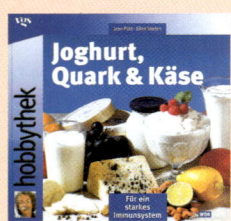

Jean Pütz/Ellen Norten
JOGHURT, QUARK & KÄSE
Für ein starkes Immunsystem
ISBN 3-8025-6213-5

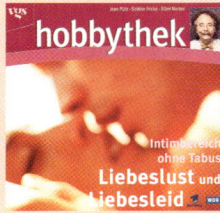

Jean Pütz/Sabine Fricke/Ellen Norten
LIEBESLUST UND LIEBESLEID
Intimbereich ohne Tabus
ISBN 3-8025-6227-5

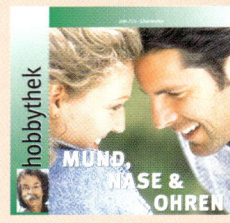

Jean Pütz/Ellen Norten
MUND, NASE & OHREN
ISBN 3-8025-6223-2